Heridas Agudas

EDITOR: *Diego Molina Ruiz*

TÍTULO DE LA OBRA:

HERIDAS AGUDAS
LIBRO NÚMERO 1
SERIE: NOTAS SOBRE EL CUIDADO DE HERIDAS

AUTORES:

ALBA FLORES REYES

JUAN MANUEL RODRÍGUEZ FUENTES

EDITOR: *Diego Molina Ruiz*

PRESENTACIÓN

La rápida evolución que en los últimos años han experimentado los conocimientos científicos, los medios técnicos, el desarrollo farmacológico y el propio sistema de salud se evidencia en la práctica clínica diaria. Ésta práctica comprende un conjunto de actividades que buscan responder a la necesidad de revelar, diagnosticar o examinar lesiones con fines clínicos o de investigación. En base a ello, los profesionales de la salud, desplegamos toda una actividad curativa o paliativa utilizando para ello técnicas y procedimientos propios.

La referencia a los cuidados está presente en todo el recorrido de la obra. Destaca ante todo que es una compilación centrada en los cuidados. El lector puede comprobar gratamente, que junto a un catálogo de variadas técnicas articuladas de manera concisa y completa, contiene actividades derivadas del cuidado, enunciadas con una terminología propia y entendible. Además de una exhaustiva y pormenorizada descripción de las técnicas imprescindibles, quien se acerque a sus páginas va a encontrar los elementos más reconocibles de cuidar en distintos lugares tanto en un ambiente clínico como en el domicilio del paciente. En este aspecto, en el texto se recupera la visión centrada en el paciente y no tanto hacia la técnica.

Por otra parte, se trata de una obra colectiva que ha conseguido reunir a un destacado grupo de profesionales. Esta acertada mistura de autores aporta un profundo saber práctico y actualizado, muy útil para la clínica, que es la que caracteriza a la cultura del cuidado. Si bien, cuidar de un modo excelente no es un acto o conjunto de acciones que se puedan improvisar o protocolizar. Es necesaria la individualidad, la especificidad del cuidado, que deben ir más allá de la técnica.

La obra completa denominada "Notas sobre el cuidado de heridas" se compone de 15 libros, de los cuales los 14 primeros tratan de manera específica distintos temas como son: Los distintos tipos de Heridas, Quemaduras, Lesiones cutáneas, los Cuidados tanto de Ostomías como de Traqueotomías, las diferentes tipos de Úlceras, y el Pie Diabético. Y por último el número 15 es un libro Resumen o Compendio que recoge o engloba a los 14 anteriores.

Para terminar, es importante para mí el agradecer a todos los componentes de éste ambicioso Proyecto Editorial todo el esfuerzo que han realizado, desde el estudio pormenorizado de los temas, conciso y conforme a los más recientes hallazgos de la investigación y tecnología, hasta las pautas éticas, poniendo a disposición de la sociedad en general, lo que pueda ser un referente necesario de práctica clínica en el cuidado avanzado de Heridas.

Diego Molina Ruiz

EDITOR: *Diego Molina Ruiz*

DEDICATORIA

El presente libro en particular y la colección "Notas sobre el Cuidado de Heridas" a la que pertenece, en general, van dedicados a todas las personas que padecen alguna de las lesiones que aquí se tratan. A las personas que las cuidan, sean familiares, profesionales o amigos. Y también a toda la persona interesada en conocer o practicar todo el saber que su lectura ofrece.

¡Salud y Ánimo!

Diego Molina Ruiz

CONTENIDO

AGRADECIMIENTOS

A todo el elenco de autores que han hecho possible la elaboración del presente libro y en su conjunto toda la colección que forman la serie denominada "Notas sobre el Cuidado de Heridas". Un equipo de profesionales que destacan por su incansable interés por la innovación basada en la evidencia. El conocimiento apoyado por la investigación y la experimentación de practicas clínicas que conforman la experiencia del trabajo diario. Con la observación y recogida de las anotaciones necesarias para ser plasmadas y compartidas a través los textos incluidos en ésta obra.

1 INTRODUCCIÓN

El presente libro servirá como ayuda para el día a día de los profesionales de enfermería enfocado al contexto de las heridas agudas.

Con ello, queremos conseguir que se conozca el actual abordaje terapéutico desde el inicio de la herida aguda con su exploración y valoración, las técnicas de tratamiento más actuales basadas en la evidencia científica, así como el trato del dolor, elemento subjetivo que repercute en gran medida en el proceso de la herida, así como la consideración de otros aspectos importantes en el proceso de curación/rehabilitación como son la cicatrización y la alimentación, elementos que van muy ligados, y recomendaciones al alta para la recuperación de la óptima calidad de vida como son la movilidad, y los cuidados de la piel perilesional.

También pretendemos que sea una guía de fácil acceso para poder solventar dudas y que valga para poder llevar a cabo las directrices más correctas y poder abordar el cuidado integral tanto de la herida como del paciente en posibles lesiones agudas.

Así como lograr un libro dinámico y útil y mantenerlo actualizado mediante revisiones posteriores a esta publicación con el fin de poder ofrecer los mejores cuidados por parte de todos los profesionales de enfermería y poder subsanar errores que podamos estar cometiendo actualmente o completar carencias actuales que presentemos en nuestros cuidados.

Haciendo una breve reseña histórica, podemos observar que desde la aparición del hombre hasta nuestros días los cuidados de las heridas ha sido un tema muy debatido, desde el paleolítico las heridas han sido un gran problema debido a que éstos eran nómadas y si estaban heridos no podían seguir al resto del grupo y los retrasaban; con el paso al sedentarismo se comienzan a tratar las heridas y a cuidarlas[1].

Cabe mencionar a dos figuras claves en el tiempo, Hipócrates, "el padre de la terapéutica", destacado por la observación, tratar al paciente y no a la enfermedad, realizar una evaluación imparcial, y ayudar a la naturaleza, y a Cesare Magati, en el año 1616 el cual se basó en los principios de que la menor manipulación de apósitos disminuye la posibilidad de lesionar los tejidos de granulación, y en la cura oclusiva, la cual aparece en los tratados más modernos de las heridas en el medio húmedo, lo que favorece su correcta cicatrización, lo que perdura hasta nuestros días[1].

2 CONCEPTOS PREVIOS

2.1. DEFINICIÓN

Podemos definir herida aguda como la disrupción de estructuras anatómicas y funcionales normales causada generalmente por intervenciones quirúrgicas, traumatismos u otras agresiones a la piel, que sigue un proceso de cicatrización dinámico, ordenado y predecible en el tiempo que concluye con la restauración de la integridad anatómica y funcional del tejido inicialmente afectado[2,3].

Las heridas agudas se caracterizan por ser heridas de corta duración. El concepto tiempo es relativo ya que el proceso de cicatrización tisular está condicionado por múltiples factores, los cuales explicamos en el apartado 3 (Exploración y valoración). Teniendo en cuenta esto, podríamos decir que una herida aguda puede llegar a curarse en, aproximadamente, 30 días desde la lesión. Consideramos, además, que la herida tiene dificultades en su cicatrización cuando supera las 10 semanas desde la lesión, y pasaría a llamarse herida crónica[2].

2.2. CLASIFICACIÓN

Reconocemos la existencia de una amplia gama de clasificaciones de heridas agudas. En este sentido, nosotros basamos nuestra clasificación en función del agente etiológico al ser la más relevante desde un punto de vista pronóstico y terapéutico[3]:

- Quemaduras o abrasiones

"Son el resultado de un traumatismo físico o químico que induce la desnaturalización de las proteínas tisulares, produciendo desde una leve

3

afectación del tegumento superficial hasta la destrucción total de los tejidos implicados. Producen tres efectos: pérdida de líquidos, pérdida de calor (lo que puede causar hipotermia) y pérdida de la acción barrera frente a los microorganismos, aumentando la susceptibilidad de infección"[4].

Tales son las quemaduras en cualquiera de sus cuatro grados de gravedad según profundidad causadas por líquido caliente, llama, sólido caliente, congelación, productos químicos, electricidad, radiación o rayos, erosiones, etc[1, 2, 3, 4, 5].

- Heridas traumáticas

Incluyen heridas punzantes (producidas por instrumentos puntiagudos), incisas (instrumentos cortantes), contusas (instrumento romo por impacto), inciso-contusas, laceradas (instrumento de bordes dentados produciendo desgarramiento de tejidos y bordes irregulares), avulsivas (instrumentos que separan el tejido del cuerpo), amputaciones, etc. y todas aquellas heridas producidas por arma de fuego, arma blanca, por aplastamiento, por asta de toro, mordeduras, etc[2,3].

- Heridas quirúrgicas

Todas aquellas ocasionadas por una intervención quirúrgica. Entre ellas se incluyen laparotomías, cirugías abiertas, ostomías, etc[2].

- Lesiones cutáneas

Aquellas ocasionadas por infecciones bacterianas (como impétigo, absceso…), por infecciones víricas (como herpes simple, herpes zoster, varicela, verruga…), por micosis (candidiasis cutánea, tineacapitis…), por zoonosis (picadura de insectos, escabiosis, pediculosis, otras picaduras, mordeduras…), por alteración de las faneras (acné, uña encarnada…), las ocasionadas por dermatitis, por factores ambientales, mecanismos autoinmunes, etc[6,7].

3 EXPLORACIÓN

El abordaje inicial de las heridas agudas comienza por la exploración y valoración desde un enfoque holístico. Una correcta valoración es imprescindible ya que forma los cimientos para la planificación del tratamiento y evaluación de los resultados[2,3].

De este modo, debe realizarse una exploración y valoración en un entorno seguro y tranquilo, donde la iluminación de la sala esté presente, así como guardar las mejores condiciones de asepsia posibles de manos y del material utilizado. Además, debemos considerar la importancia de dar un trato personalizado acorde a la circunstancia del paciente, explicando en todo momento el procedimiento a utilizar, siempre guardando su intimidad y aportando seguridad y apoyo emocional[3].

En estas condiciones, podemos atender la herida según factores locales (influyen directamente en las características de la herida) y factores sistémicos (relacionados con el estado general de salud del individuo), cuyos elementos cobran importancia en el proceso de cicatrización tisular, reflejados en la Figura 1 *(Anexo 1)* y explicados a continuación[2,3].

- Factores locales[2,3]:
  - Etiología y mecanismo de la lesión.
  - Tiempo transcurrido desde la realización de la lesión. Como norma general, el tiempo transcurrido desde que se realiza la lesión hasta que se sutura no debe superar las seis horas; un periodo de tiempo superior a seis horas podría suponer una cicatrización por segunda intención. Sin embargo, todo depende de la zona anatómica por sus diferencias en cuanto a vascularización. Por ejemplo, en zonas faciales y cuero cabelludo, la sutura podría retrasarse hasta 12 o 24

horas[3].

– Región anatómica afectada. La oxigenación de la zona afectada influye en la cicatrización de manera que mientras más vascularizada sea, más oxígeno llegará a ella y, por lo tanto, favorecerá la rápida cicatrización y disminuirá la vulnerabilidad a infecciones. A su vez, hemos de tener en cuenta que la radioterapia dificulta la cicatrización de la zona irradiada por la inmunosupresión y porque los tejidos se encuentran dañados[3].

– Extensión, forma, longitud, anchura y profundidad.

– Presencia o no de hemorragia. Los grandes hematomas deben ser drenados para evitar necrosis tisular y falta de oxigenación en tejidos afectados.

– Aspecto del lecho de la herida y de los bordes (limpios o contusos). Identificar tejidos existentes (de granulación, desvitalizados...). Los tejidos desvitalizados impiden una buena reparación hística, por lo que es imprescindible su eliminación. Identificar a su vez la presencia o no de exudado y sus características.

– Presencia o no de cuerpos extraños, así como el grado de suciedad/contaminación. Valorar riesgo tetanígeno, explicado en apartado 8.1.

– Presencia de estructuras anatómicas contiguas afectadas (nervios, tendones, ligamentos, vasos sanguíneos, tejido óseo...).

Valoración de la sensibilidad: Ausencia o deficiencia, sensación de hormigueo o entumecimiento en la zona o en otras partes del cuerpo, zonas de hipersensibilidad...

– Estado de la piel perilesional (palidez, cianosis, pigmentación, edema...). Aunque se ha comprobado que un pequeño grado de edema estimula la fibroplasia, formando parte del tejido de granulación, cuando es considerable retrasa la cicatrización al reducir el riego sanguíneo[3].

– Presencia o no de dolor. Es significativa la importancia que tiene a la hora de explorar las heridas teniendo en cuenta que el umbral del dolor es diferente en cada persona, de manera que, si es necesario, realizaremos infiltración anestésica previa y analgesia[3].

– Signos de infección. Podrían indicarnos infección local el dolor, cambios en la sensibilidad, eritema, calor, olor, edema, purulencia, induración, etc. En la misma línea, podría indicarnos infección sistémicas fiebre y aumento leucocitario.

- Factores sistémicos:

    - Edad de la persona afectada. El proceso de cicatrización es más lento cuanto mayor es la edad del paciente ya que la edad suele estar relacionada con arterioesclerosis y una función cardiaca limitada con su consecuente disminución de aporte de oxígeno tisular. De modo semejante, a mayor edad la epidermis es más fina, las reservas de energía son menores y la hidratación y estado nutricional deficientes. Es a su vez una característica de los pacientes jóvenes la cicatrización hipertrófica[2].
    - Enfermedades sistémicas. La diabetes mellitus, las alteraciones tiroideas, los problemas de coagulación o de circulación general y extremidades, las alteraciones autoinmunes, alergias, etc., pueden afectar y enlentecer el proceso de recuperación tisular[2,3].
    - Estado nutricional. Una nutrición deficiente ocasiona retrasos y perjudica la cicatrización. El mismo efecto lo produce el consumo de alcohol y el tabaquismo[2].
    - Antecedentes farmacológicos. El uso de fármacos como los anticoagulantes, esteroides e inmunosupresores modifican el proceso de recuperación tisular. Los AINE (antiinflamatorios no esteroides) y los corticoides reducen la fase de inflamación necesaria en el proceso de cicatrización. Además, los corticoides actúan como inmunodepresores y disminuyen la actividad de los leucocitos, por lo que aumenta el riesgo de infección[2].
    - Estado de la persona afectada. Es importante valorar el nivel de conciencia y estado psíquico del paciente. En primer lugar, el apoyo psicológico al paciente con herida es fundamental ya que de ello dependerá gran parte de la calidad de la atención prestada: lo ideal es tener un trato cercano, donde se asegure la comunicación enfermera-paciente, exista empatía, se den respuestas a las necesidades del paciente, se de apoyo emocional y se controle el miedo y la ansiedad. Además, es importante valorar el grado de aptitud, conocimientos, disponibilidad y recursos del paciente, su familia y/o cuidador principal en relación a los cuidados[2,8].

De aquí que, tras una exploración y valoración completa de las heridas presentes, podamos elegir el tratamiento más adecuado en cada caso y, de esta manera, restablecer la integridad de la zona y prevenir posibles complicaciones.

4 TRATAMIENTO

Como ya hemos visto en la sección anterior, existen multitud de heridas en función de su presentación, agente etiológico y localización corporal, entre otras. En esta sección trataremos el abordaje y manejo de las heridas agudas más frecuentes, así como aquellas que requieran un especial cuidado. De forma general, debemos comenzar por saber que los objetivos de todo tratamiento de heridas son:

- Controlar consecuencias inmediatas, como hemorragias, lesiones internas...[9].
- Aislar la herida del medio externo con el fin de prevenir complicaciones tardías como la infección[9, 10].
- Eliminar el tejido desvitalizado, favoreciendo el proceso de cicatrización y alcanzar la restitución anatómica de la zona[9, 10].
-

4.1 GENERALIDADES

● Valoración de la herida.
A modo de recordatorio, trataremos brevemente la valoración de la herida: primer paso en el tratamiento de cualquier lesión, que goza de suma importancia para alcanzar nuestro fin último que es el de conseguir una cicatrización temprana y sin complicaciones. Cuando se nos presenta una herida, la primera valoración la realizamos los enfermeros, quienes decidimos si será atendida por nosotros durante todo el proceso, o si lo derivaremos, como problema de colaboración, a otras competencias asistenciales[11]. Para ello, atenderemos a los siguientes ítems:

- Causa de la lesión.
- Tiempo de evolución: desde que se produjo la herida hasta la demanda de asistencia, podemos diferenciar dos fases:

o 6-8 horas.

o A partir de 6-8 horas.

– Localización de la zona anatómica afectada.

– Extensión: longitud y profundidad.

– Exploración de la función vascular, sensitiva y muscular[9].

– Grado de contaminación y posibilidad de cuerpo extraño[12].

– Presencia de dolor: en algunos casos será necesario la administración de analgésicos y/o sedantes[12,13].

• Anamnesis.

Debemos registrar en la anamnesis los resultados de estos ítems (descripción de la lesión: aspecto, bordes, tamaño, etc.) de manera detallada, completa y sistemática ya que todas estas características de la herida serán relevantes a la hora de decidir el tratamiento, anestesia, estrategias de cierre y elección del apósito[9,12]. Así mismo, es imprescindible registrar otras patologías de base y fármacos prescritos que pudiesen tomar partido en la evolución de la herida, diferencias en relación con la anterior cita, proceso de la cura, productos utilizados, etc., asegurando una continuidad en los cuidados. Todo ello, con el fin de observar una evolución tanto favorable como desfavorable de la herida, y en cuyo caso, aplicar las medidas oportunas[10].

• Evolución de la herida.

Gracias a una trabajada y metódica anamnesis podremos comparar los cambios producidos a lo largo del proceso de curación y, de esta forma, analizar la evolución. Estaremos ante una evolución[10]:

– Favorable: si presenta abundante tejido de granulación, con bordes planos y color nacarado.

– Desfavorable: si presenta tejido necrótico y de fibrina, más otros signos de infección que veremos a continuación.

• Infección de la herida.

La infección de la herida podría considerarse la complicación más frecuente y de mayor impacto. Son diversos los factores que propician su patogenia, entre ellos la hipoxia secundaria a isquemia. Una disminución de la circulación de la sangre, con una consecuente reducción del nivel de oxígeno, en zona lesionada (provocado a su vez, por vendajes excesivamente compresivos, entre otros) retrasa el proceso de cicatrización haciéndola más vulnerable a infecciones. De este modo, la hipoxia dificultaría la síntesis de colágeno e impediría la migración de fibroblastos, reduciendo los mecanismos de defensa contra la invasión bacteriana[3].

Toda herida abierta es susceptible de infección, tanto por factores endógenos (comentados anteriormente), como por factores exógenos, por ejemplo la suciedad o contaminación de la herida en el momento de su origen por el agente etiológico. No obstante, hasta las heridas realizadas en condiciones de asepsia, como las quirúrgicas, pueden llegar a infectarse. De hecho, la infección en el sitio quirúrgico (ISQ) constituye la tercera infección nosocomial más frecuente y la primera entre los pacientes quirúrgicos, pudiéndose atribuir el 77% de los fallecimientos de estos pacientes a las ISQ. Las poblaciones bacterianas más frecuentes en este tipo de infecciones son losStaphylococcusaureus, los coagulasa negativos, Enteroccocusspp y Escherichiacoli, aunque se ha incrementado la presencia de los multirresistentes, probablemente debido al uso indiscriminado de antibióticos de amplio espectro[14]. Es por ello, que la prevención y el combatir la infección debe ser fruto de un trabajo multidisciplinar, tomando medidas básicas como el correcto y exhaustivo lavado de manos (pudiéndose usar un preparado de base alcohólica en forma de gel, espuma o líquido. En ningún caso, el uso de guantes sustituye al lavado de manos) y la utilización de material estéril y en condiciones de asepsia, así como una profilaxis antibacteriana, si fuese necesario[3,10].

Existen criterios unificados para considerar a una herida como infectada descritos por los Centers for Disease Control (CDC), entre ellos, que la infección tenga lugar dentro de los primeros treinta días posteriores a la producción de la herida[14], así como presente los signos descritos en la Tabla 1 (*Anexo 2*)[10].

● Limpieza de la herida.

Podemos decir que es el paso obligatorio en todo tipo de heridas, puesto que facilita el trabajo de las defensas del paciente, fundamental para un tratamiento y cicatrización satisfactorios y, de no realizarse correctamente, existe un alto riesgo de infección. El lecho de la herida puede presentar tejidos necróticos, serofibrosos y purulentos, caldo de cultivo de los reservorios de microorganismos. Es imprescindible eliminar estos reservorios para estimular el crecimiento sano de tejido de granulación y la posterior reepitelización. Por ello, los objetivos principales de la limpieza y lavado de heridas es eliminar todos los restos orgánicos (tejido desvitalizado) e inorgánicos presentes en la lesión[10,12,15].

Para ello, se debe limpiar el lecho de la herida con solución salina al 0,9% isotónico empleando la mínima fuerza mecánica eficaz, de manera que retiremos los detritus y agentes infecciosos pero sin dañar el tejido sano. Las técnicas a emplear son[3,15]:

- Con una torunda empapada en suero fisiológico.
- O bien irrigando la herida con suero a presión. Se puede utilizar una jeringa de 20ml con aguja (o catéter), preferiblemente con suero tibio a 37°C, para evitar el enfriamiento del tejido y mantener la temperatura corporal, siendo la medida más eficaz el lavado por gravedad.

Al ser una solución isotónica, no daña el tejido y, por tanto, no interferirá en el proceso normal de cicatrización. Además, no causa sensibilización o alergias y no modifica la flora bacteriana normal de la piel[3]. Por otra parte, las últimas evidencias indican que el agua corriente, destilada, fría o previamente hervida, también podría utilizarse para la limpieza de heridas agudas y prevenir la infección, ya que no se han mostrado diferencias significativas en comparación con la solución salina al 0,9%[16].

Otro material utilizado en la limpieza de la herida para la prevención y tratamiento de la infección, son los antisépticos. Su uso siempre ha generado debate, siendo olvidado en épocas pasadas por la introducción de antibióticos de amplio espectro. No obstante, con el desarrollo de resistencias bacterianas a estos antibióticos, los antisépticos han vuelto a ser considerado objeto de interés, así como los apósitos impregnados con ellos, demostrados útiles en el tratamiento de heridas colonizadas por Staphylococcusaureus. El uso de antisépticos a concentraciones y dosis adecuadas al tipo de herida, suele ir acompañado de buenos resultados en su curación, además de reducir, por tanto, el uso de antibióticos. Los antisépticos más utilizados son los derivados yodados (povidona yodada), la clorhexidina y el agua oxigenada, aunque deben usarse bajo criterio y no de forma estandarizada, desaconsejándose la limpieza rutinaria (de una herida limpia) con estos antisépticos, debido a que pueden resultar citotóxicos para el nuevo tejido[3,10,15].

• Desbridamientos.

Antes de proceder al cierre de la herida, ésta debe quedar limpia, descontaminada y sin tejidos desvitalizados. Estos tejidos son fácilmente identificables por su aspecto desestructurado, isquémico o negro-azulado. La técnica que utilizaremos para eliminarlos es el desbridamiento, indicado ante la presencia de necrosis, esfacelos o detritus. El desbridamiento debe realizarse sin afectar a las estructuras sanas de la herida. Esta técnica se considera eficaz, junto con la limpieza, cuando imposibilitan la colonización bacteriana o, que de estar instaurada, ésta progrese a infección clínica. No obstante, debemos ser precavidos y críticos, pues el desbridamiento prolonga la fase inflamatoria y proliferativa, dificultando la formación del tejido de granulación y alargando la cicatrización. Para evitarlo, es imprescindible la inspección y observación de la herida y atender a signos de infección, ya que su diagnóstico es fundamentalmente clínico[10,12,15].

Existen cuatro métodos para realizar el desbridamiento: quirúrgico, mecánico, químico y autolítico. La elección de uno u otro dependerá del tipo de herida y de los medios que se dispongan. Para las heridas agudas usaremos[13,15]:

— Desbridamiento quirúrgico: (en cualquier momento de la curación que sea necesario). Es un tipo de desbridamiento no selectivo y probablemente doloroso. Primero debemos limpiar la herida y aplicar antiséptico (puede ser necesario el uso de anestésicos locales tópicos en el lecho de la herida treinta minutos antes). A continuación, retiramos el tejido desvitalizado con ayuda de pinzas y bisturí estériles desde la zona central, más débil, y acceder lo antes posible a uno de los bordes por donde continuar hasta encontrar territorio sano y por tanto, sangrante.

- Desbridamiento químico: por sustancias proteolíticas, siendo un método no traumático y compatible con otros métodos de desbridamiento, aunque su rapidez es menor que la quirúrgica, por tanto, se usará, si fuese necesario, después de la suturación o en el proceso de cicatrización. El procedimiento es fácil, consistente en aplicar la crema uniformemente sobre la superficie desvitalizada y cubrirla con un apósito que favorezca la humedad de la herida.

• Cierre de la herida aguda.

Como veremos en el apartado de cicatrización, las heridas pueden cicatrizar por primera, segunda y tercera intención. Debemos tener en cuenta los aspectos recogidos en la valoración para llevar a cabo una u otra y tener de ese modo una recuperación eficaz. En este sentido, realizaremos:

- Cierre primario o cierre quirúrgico: Suturación directa de la herida siempre y cuando esta se haya producido en menos de 6 a 8 horas desde la lesión y estén limpias de residuos. En zonas muy vascularizadas como la cara el cuero cabelludo pueden suturarse en las 24 horas siguientes a su producción.

En general, cualquier herida, con independencia del tiempo de evolución, que pueda convertirse en una herida de aspecto reciente con hemorragia leve y no desvitalizada, sin contaminación visible ni partículas residuales tras una limpieza, lavado y desbridamiento adecuados, puede tratarse mediante cierre primario[11,12,17].

- Cierre secundario: Consiste en dejar la herida abierta para que el tejido del lecho de ésta pueda granular y crecer de abajo hacia arriba. Se procedería a realizar este tipo de cierre ante úlceras de la piel, cavidades de absceso, punciones, mordeduras con escasa repercusión estética y perdida de tejido de grosor parcial como abrasiones y quemaduras de 2° grado. El tratamiento de la herida consiste en limpieza, lavado y desbridamiento exhaustivos del tejido desvitalizado o con contaminantes. Estas heridas no se cierran con suturas y cicatrizan progresivamente mediante granulación y reepitalizacion[11,12].

- Cierre terciario (o diferido): Las heridas se pueden contaminar debido a la suciedad y los residuos. Ante estos casos, no podemos cerrar la herida por primera intención. El proceder consiste en limpiar bien la herida. Pasados 2-3 días y tras comprobar que permanece limpia, la cerraremos por primera intención. Las mordeduras y cortes en los que se ha sobrepasado el periodo de tiempo razonable, se pueden tratar de este modo. Las heridas diferidas pueden convertirse en recientes con una correcta limpieza y lavado y desbridamiento, así como el uso de antibióticos[12,17].

Cuando optamos por el cierre primario, disponemos de diferentes tipos de métodos para llevarlo a cabo, eligiendo uno u otro modo, en función del tipo de herida y su localización anatómica. Esta variedad abarca: suturas de hilo, grapas, adhesivos tisulares o apósitos adhesivos (más comúnmente como puntos de aproximación)[11].

Las suturas es la técnica más antigua. Ofrece flexibilidad y resistencia a la tensión, además de ser de bajo coste. Los puntos deber ejercer la misma tensión entre los bordes de la herida que entre la superficie y el fondo de ésta. Es lo que se denomina "la regla de las 3x": equilibrada, equidistante y equipenetrante. Se puede realizar con hilo reabsorbible o no reabsorbible. Se debe tener en cuenta, que al cicatrizar, dejan los puntos dejan marcas en la piel, por tanto, por razones estéticas (en heridas en la cara, por ejemplo) se deben valorar otros métodos menos traumáticos, con el añadido, además de que esta técnica resulta dolorosa para el paciente y requerirá de cobertura anestésica[3,11].

Actualmente, las grapas gozan de popularidad por ser un método muy rápido y que no requiere una especial habilidad para aplicarlas, además poseen un reducido índice de infección. No obstante, son menos precisas en la aproximación de bordes que las suturas y no deben ser empleadas en tejidos delicados.

Los adhesivos tisulares son una buena opción a las grapas o las suturas, fundamentalmente, por motivos estéticos en la zona de la cara. Además disminuye el riesgo de infección y su aplicación no es dolorosa.

Por último, los apósitos adhesivos se emplean en la aproximación de bordes de heridas pequeñas, mayoritariamente incisas, en zonas de escasa tracción cutánea para evitar que se despeguen.

Como norma general, los puntos deben ser retirados alternamente entre los 5 y los 10 días posteriores a su aplicación, de forma que podemos observar cualquier signo de dehiscencia. Tanto ésta como su retirada deben ser realizadas con una técnica aséptica[11].

4.2 SEGÚN TIPO DE HERIDA.

A continuación, especificamos el tratamiento de las heridas. Se pueden ver esquemáticamente en la Tabla 2 (*Anexo 3*).

• Quemaduras.

El procedimiento en el tratamiento de quemaduras es un tema muy amplio. De hecho, dentro de esta misma colección podemos encontrar un tomo dedicado específicamente a ellas. Nosotros, veremos los aspectos más importantes. Las quemaduras son lesiones tisulares que pueden ser provocadas por diversos agentes etiológicos, que ocasionan desnaturalización de las proteínas, edema y/o pérdida de líquido intravascular. Para determinar el tratamiento más idóneo en una quemadura, debemos hacer especial hincapié a sus características y valorando la lesión atendiendo a a[10,12,15,18]:

- Etiología: térmicas, eléctricas, químicas y por radiación.
- Su profundidad: primer, segundo (superficiales y profundas) y tercer grado.
- Extensión, localización, etc.

Para valorar la extensión de las quemaduras se emplean distintos métodos, usando uno u otro en función del paciente y la superficie afectada[10]:

1. Regla de los 9 de Wallase. Se mide a través de porcentaje según la zona anatómica afectada y su extensión. No es válida en niños menores de 15 años. Se asigna un valor del 9% a cada zona corporal afectada por la quemadura, siendo un instrumento rápido de medida cuando la lesión es extensa. Véase en la Tabla 3 (*Anexo 4*).
2. Regla de la palma de la mano. Se utiliza tanto en adultos como en niños y se mide con la palma de la mano cerrada, siendo esta extensión del 1% de la superficie corporal afectada:
   a. Se aplica tanto en pequeñas extensiones: siendo la parte afectada <10%.
   b. En grandes extensiones, superiores al 85%, donde se mediría entonces de este modo la zona sana.
3. Tabla de Lund y Browder. Se utiliza para mayor precisión, en niños menores de 15 años, calculándose la extensión en función de la edad del paciente.

Como ya hemos visto existen tres grados de quemadura y se procederá de una forma u otra en función de este aspecto:

- Primer grado:

Por su extensión, profundidad no suelen presentar mayores complicaciones que la limpieza, cura y protección de la lesión. La piel muestra eritema, dolor, sin exudado y si apareciese edema, éste sería leve. El procedimiento consta de los siguientes pasos[10,12,15,18]:

o Agente etiológico: debemos eliminar la causa que ha producido la quemadura.
o Hidratar: sumergir aplicar agua directa (nunca a presión) sobre la quemadura inmediatamente después de que se haya producido. El agua debe estar fresca o a temperatura ambiente, pero nunca

helada, durante unos 10 minutos aproximadamente, hasta amortiguar el dolor.

o En el caso de que el agente etiológico haya sido un producto químico, debemos aumentar el tiempo de exposición al agua hasta unos 15-20 minutos, con el objetivo de eliminar el agente básico o ácido etiológico.

o Limpieza: limpiar la zona afectada. Podremos utilizar los siguientes productos:

   ▪ Jabón neutro, sin aplicar fricción ni presión, prestando atención de eliminar los cuerpos extraños que pudiesen estar presentes.

   ▪ Suero fisiológico.

   ▪ Antiséptico, como clorhexidina al 0,5-1%, eficaz ante microorganismos Gram positivos y gramnegativos, así como hongos y virus.

o Favorecer cicatrización: de la piel aplicando en la zona crema hidratante (urea, ácido láctico, rosa mosqueta o aloe vera) y posteriormente cubrirla con un apósito antiadherente.

o Fármacos: está desaconsejado el uso de corticoides salvo a excepción de que exista un eritema persistente, en cuyo caso, se podrá administrar hidrocortisona al 1%.

o Para control del dolor, disponemos de paracetamol (650mg-1gr/6h), ibuprofeno (600mg/8h) o metamizol (575mg-1gr/8h).

o Control y evaluación: inicialmente en las primeras 24 horas y, posteriormente, cada 48 horas, hasta conseguir una adecuada reepitelización. Aconsejar el uso de cremas solares de protección elevada en las exposiciones al sol.

  – Segundo grado:

Cuando la quemadura presenta una profundidad que afecta a la dermis superficial, la piel lesionada presentará flictenas o ampollas, exudado abundante, dolor (causado por la irritación de las terminaciones nerviosas a pesar de no presentar mayores daños) y edema sin riesgo de compresión[10].

El término "ampolla" procede del latín y significa ánfora (recipiente que guarda líquido). La flictena es una elevación de la piel ocasionada por la separación de las capas de la epidermis cuyo interior contiene líquido seroso, caldo de cultivo para posibles colonizaciones bacterianas[19]. Las flictenas no corresponden patognomónicamente a las quemaduras de segundo grado superficiales, pudiéndose albergar debajo de ellas, quemaduras de segundo grado profundas e incluso, de tercer grado[10]. Actualmente, el desbridamiento de las flictenas supone un tema de debate y controversia, sin que existan estudios suficientes para determinar la factibilidad beneficiosa del desbridamiento. Ante esta falta de evidencia, algunos autores aconsejan realizar un tratamiento conservador de las flictenas, es decir, dejarla que evolucione sin drenarla ni descapsularla[20]. No obstante, en la práctica clínica y en la mayoría de trabajos consultados, sí se procede al desbridamiento, siempre atendiendo a determinados requisitos circunstanciales y bajo medidas de estricta asepsia[10,19]:

o Cuando la flictena se presenta rota o con aspecto frágil o contenido turbio[10].

o Si la flictena es superior a 1cm. Se pueden mantener sin desbridar, aquellas con un diámetro inferior a 6mm, que no interfieran en los movimientos y que no sean molestas para el paciente[10,19].

Con el desbridamiento de flictenas y la eliminación de tejidos desvitalizados, obtenemos información ventajosa y útil sobre la magnitud de la lesión, ya que[19]:

o Podremos valorar exactamente su profundidad, extensión y evolución posterior.

o Evitaremos posibles roturas espontáneas, y por consiguiente, el riesgo de infección.

o Al eliminar la epidermis de la flictena, ésta no podrá proteger adecuadamente a los patógenos externos, reduciendo así, el riesgo de colonización.

o Incrementamos la eficacia de los tratamientos, al estar éstos en directo contacto con el lecho de la lesión.

Cuando estemos ante ampollas íntegras, pero con aspecto de estar infectadas, o estén situadas en zonas en las que se pueda ejercer presión, se deberá aspirar su contenido con una jeringuilla estéril y después desinfectar con clorhexidina[10].Una vez hayamos eliminado la flictena (desbridando y retirando con pinzas), el procedimiento a seguir será el siguiente:

o Limpieza con suero fisiológico y antiséptico (recomendada la clorhexidina al 0´5%, ya que, al ser incolora, no modifica el aspecto de la quemadura ni enmascara su evolución)[10].

o Antibióticos tópicos: se usarán en el caso de que la circunstancia de la herida lo requiera porque presente suciedad, cuerpos extraños u otras heridas adyacentes; o porque su localización la haga vulnerable a roces e infecciones. Su uso debe ser siempre individualizado, y si no resuelve la infección, se debe plantear la posibilidad de administrarse vía oral[10].Los principales productos con los que contamos son[19]:

▪ Sulfadiazina Argéntica (Silvederma®, Flamazine®): antimicrobiano tópico, compuesto por sulfamidas y plata. Es efectivo en patógenos Gram positivos, gramnegativos y hongos. Su efecto dura entre 8-12 horas. Está contraindicado en embarazadas y niños menores de dos años.

- **Nitrofurazona (Furacín®):** bactericida y bacteriostático, aplicable cada 12 horas. No es eficaz frente a gramnegativos ni hongos. Puede producir reacciones alérgicas, así como irritación local, escozor y quemazón, por lo que su indicación está cada vez más cuestionada. Contraindicada en quemaduras exudativas.

o Apósitos: elegiremos aquellos que sean antiadherentes, aplicándolos sobre la zona lesionada ofreciendo una cobertura de protección siempre entre 5-10cm más allá de la lesión. Éstos a su vez, los cubriremos con gasas secas, que harán función de aislante térmico, absorción de exudado y protección de posibles golpes[10].

o Control del dolor y prevención de la deshidratación.

o Curas: se realizarán cada 48 horas, con una técnica poco enérgica para evitar el sangrado. Limpiaremos la herida eliminando el exudado y los restos de la pomada existentes con suero fisiológico y recambiaremos el apósito. Entre 8-12 días la quemadura debería encontrarse en la fase de reepitelización, ante la cual, la mantendremos destapada, aplicando crema hidratante y protectora de la luz solar[10].

– Tercer grado:

Las quemaduras de 3° grado o de 2° grado profundas, son tratadas en el ámbito hospitalario donde requieren procedimientos quirúrgicos para su tratamiento. Debemos estar pendientes de los signos de alarma en este tipo de quemaduras, para poder reaccionar ante ellos. Estos son[10]:

o Presencia de exudado purulento.

o Signos inflamatorios en los alrededores de la herida.

o Fiebre o mal estado general.

o Profundización e incorrecta evolución de la herida.

o Dolor.

o Para evitarlas se deben tener las siguientes precauciones[12,15,18]:

o Extremar las medidas de asepsia durante todo el procedimiento.

o En quemaduras que afecten a articulaciones, estas deben mantenerse en hiperextensión para evitar retracciones.

o Si afectan a extremidades, estas deben colocarse en posición elevada durante todo el proceso de cicatrización.

o El enfriamiento nunca se realizara con agua helada o con hielo.

o En las quemaduras de primer grado no es recomendable la utilización de antisépticos ni de pomadas antibióticas.

- Colgajos.

Son las heridas que se producen cuando la fuerza ejercida sobre un punto, y desde ese punto se rasga con dos trayectorias divergentes en forma de "V". Se corrige uniendo los bordes hasta el vértice. Para disminuir la presión, debemos convertir la "V" en "Y" con una pequeña disección, y a continuación suturar con puntos de tipo colchonero horizontal semienterrado[12].

Un ejemplo típico problemático de este tipo de heridas es cuando se producen sobre en las piernas de mujeres ancianas con insuficiencia venosa y piel fina, brillante, tersa, deshidratada y fácilmente rasgable. En estos casos, siempre hay que valorar la viabilidad de la reconstrucción, puesto que se trata de heridas con mal pronóstico, en especial, las que tienen el vértice hacia arriba. Ante esta situación podemos actuar de dos formas[12,21]:

- Resecar totalmente la herida y comenzar desde un principio con curas húmedas para que cicatrice por segunda intención.

- Optar por la reconstrucción del colgajo. Para ello, hay que evitar la acumulación de sangre debajo de él, mediante una limpieza exhaustiva, una hemostasia adecuada y un buen vendaje compresivo.

• Heridas en la cara.

La cara es la zona corporal con mayor valor estético. En las heridas en la cara hay que tener presente siempre la repercusión que pueden tener las cicatrices, así como las líneas de expresión de la cara y la configuración anatómica de la misma que será la que se procure recuperar en el tratamiento. Dada la buena vascularización de esta zona, la cicatrización suele ser favorable; por esta razón y para evitar retracciones no se deben resecar en exceso los bordes[21,22]. En la cara debe suturarse con el hilo de menor grosor posible de material sintético monofilamento de nailon o polipropileno, antes que usar la seda[12].

- Frente: piel de estructura muy parecida a la del cuero cabelludo y que además que el músculo que cubre tiene función mímica, sobre todo la supraciliar y el entrecejo, por lo que las heridas de superficie amplia estaría indicada la sutura por planos.

- Líneas pilosas (cejas, bigote, patillas o rebordes de cabello): nunca rasurar la zona, primero por la impredecibilidad de crecimiento de pelo nuevo; y segundo, para no perder la línea de referencia. El primer punto se dará en la línea de referencia (entre la zona pilosa y la piel colateral), y se deberá prestar atención a que no quede ningún pelo atrapado en la sutura.

- Pabellón auditivo: formado por piel y cartílago al que no llegan vasos. Debemos asegurarnos que no queda ninguna porción de cartílago sin cubrir, pues significaría su necrosis. Si estuviese roto debe suturarse con sutura reabsorbible y la piel con seda lo más fina posible.

- Labios: suelen presentar pocos problemas en la cicatrización al ser una zona mucosa y muy vascularizada. Si la herida es pequeña (< 2cm) no debe suturarse, pero sí si es de mayor tamaño, tienen colgajos o sangran mucho.

Si la herida afecta a la línea de referencia entre la zona cutánea y la mucosa, es ahí donde se debe propinar el primer punto de sutura, antes incluso de administrar anestesia para evitar alteraciones por la edematización, ya que, de otro modo, podríamos provocar repercusiones estéticas. Debemos suturar por capas, si afecta al grosor del labio, usando:

- Hilo reabsorbible si es en la capa interna y
- Seda fina si es en la externa.

Motivos de derivación al especialista serían pérdida importante de sustancia y la afectación en profundidad.

- Heridas en manos.

La mano es una región con una anatomía y una funcionalidad muy complejas. Las lesiones en esta zona son muy numerosas y frecuentes y sus secuelas pueden ser especialmente invalidantes. La intervención de Enfermería en esta zona está destinada en el caso de que la lesión solo afecte a la piel, salvando estructuras funcionales más profundas. Para tener la certeza de que no están afectadas zonas profundas se debe llevar a cabo una inspección y exploración de la lesión, en la que contaremos con la colaboración del paciente. Ésta consiste[9,21]:

- Tendinosa: Si un paciente ha sufrido un corte importante en el brazo o en la mano, hay que examinarle bien y asegurarse de que no hay una lesión tendinosa oculta. Dejar sin tratar un tendón lesionado puede ocasionar una deformidad permanente.
  1. Se deben examinar tanto las lesiones superficiales como las profundas:
     o Profunda: Inmovilizando la articulación interfalángica proximal del dedo lesionado del paciente. Entonces se le pide que doble el dedo. Si no puede hacerlo es porque puede tener una lesión en un tendón profundo.
     o Superficial: Se inmovilizara dos dedos vecinos al afectado. Se le pedirá al paciente que flexione el dedo lesionado; si no puede es posible que tenga una lesión.
  2. Examinar función general de los tendones:
     o Pediremos al paciente que extienda los dedos uno a uno y luego que cierre el puño.
- Sensitiva: estimular la zona con diferentes objetos con diámetros diferentes que pueden ejercer diversas presiones. Siempre debemos

realizarlo tanto en la mano lesionada como en la sana y comprobar resultados.

A continuación, pasaremos a la atención de la herida en sí misma[11]:

- Lavado de manos y uso de guantes estériles.
- Aplicamos presión manual sobre la zona hemorrágica, si la hubiese, y observaremos signos de parestesias como entumecimiento u hormigueo. También tendremos en cuenta el valorar globalmente la circulación periférica.
- Comprobaremos la historia clínica y le preguntaremos al paciente para verificar si existen reacciones alérgicas medicamentosas conocidas, con el fin de determinar el tipo de anestésico local que podremos usar (con prescripción médica).
- Limpieza de la herida, desde la zona más limpia a la más sucia, irrigando con solución salina y aplicamos antiséptico si, por las circunstancias de la herida, fuera necesario.
- Determinaremos el método de cierre (primario, secundario, diferido). En el caso de sutura por primera intención, seleccionamos el material necesario y procedemos a la realización de la técnica en condiciones de esterilidad.
- Aplicaremos un vendaje adecuado de protección.
- Enseñaremos al paciente y/o familiares a realizar los cuidados de la herida, incluyendo signos y síntomas de infección, así a cómo continuar la inmunización antitetánica.

• Abrasiones.

Pueden presentar cuerpos extraños en la dermis (polvo, tierra, asfalto, etc.) y se debe realizar una limpieza exhaustiva para evitar la infección. Es un procedimiento doloroso que puede requerir la utilización de[21]:

- Infiltración de anestésico local: si la herida es de escasa extensión.
- Pomada EMLA: si es de amplia extensión.

El procedimiento a seguir es el siguiente[21]:

- Limpieza con retirada macroscópica de cuerpos extraños con pinzas.
- Arrastre de sustancias con solución salina mediante irrigación a presión. El cepillado no es un método de primera elección, no obstante, debemos valorar siempre la necesidad de utilizarlo, teniendo en cuenta la posibilidad de infección frente a la destrucción tisular.
- Si es contra el asfalto, la limpieza debe ser aún más exhaustiva para poder eliminar pequeñas partículas.
- Si la evolución lo permite, realizar curas húmedas, tratándolas

como si se tratase de quemaduras de segundo grado.

● Abscesos.

El absceso cutáneo consiste en una acumulación localizada de pus que produce una inflamación fluctuante de las partes blandas rodeada de tejido de granulación y eritema. Pueden surgir en cualquier zona corporal, siendo más frecuentes sus apariciones en cuello, axilas, nalgas y zona perineal. Puede estar producido por[12]:

- Una alteración de las capas protectoras de la piel, seguido de una invasión de microflora endógena o exógena.
- Obstrucción de las glándulas apocrinas y sebáceas. Los abscesos, con frecuencia, suelen ser secundarios a los quistes que pueden producir estas glándulas.

El diagnóstico de los abscesos se realiza, principalmente, por la clínica de dolor, inflamación de la zona, rubor o, en estadíos avanzados, evidencia de supuración purulenta (presencia de pus)[12].

El tratamiento consistirá en la limpieza sobre la piel del absceso con solución de limpieza. Aunque el drenaje es la intervención terapéutica clave en todos los abscesos, existen diferencias relevantes entre tipos y localizaciones que precisan un tratamiento individualizado[12].

● Heridas punzantes.

Son lesiones de entrada pequeña pero que pueden producir lesiones profundas que afecten a estructuras nobles[21]. La mayoría de este tipo de heridas suelen ocurrir en la planta del pie, al pisar accidentalmente objetos puntiagudos, o también por la mordedura de algún animal (las heridas por mordeduras las veremos más adelante). Según el tamaño (anchura y profundidad), localización, tipo de objeto penetrante, existencia o no de lesiones a estructuras profundas y retención de un cuerpo extraño, la herida transcenderá de una forma u otra, y en consecuencia serán nuestros cuidados[21,22]. Éstas dos últimas, son las causas más probables de que aparezca infección, siendo los microorganismos más frecuentes (cuando no son por mordedura) los Staphyloccocusaureus, Streptococosbetahemolíticos y anaerobios. Los signos son: eritema, tumefacción y/o dolor en la zona afectada.

Cuando la herida se localiza en la planta del pie ocasionada por un clavo, es probable el desarrollo de infección por Pseudomonas, apareciendo los síntomas a los 7 días. En este tipo de infección no suele incidir la fiebre, siendo más característico el aumento progresivo del dolor e inflamación en la región dorsal. El tratamiento de este tipo de heridas sigue el siguiente procedimiento[22]:

- Limpieza de la herida por irrigación con suero salino estéril, evitando un exceso de presión para no dañar los tejidos ni introducir más profundamente la posible infección.

- Se aplicará un antiséptico, como la povidona yodada al 1%, con el fin de reducir la carga bacteriana.
- Si existiesen tejidos desvitalizados, se procederá a su desbridamiento (siempre intentando eliminar la mínima cantidad de tejido posible), para prevenir el núcleo de infección y promover la rápida cicatrización.
- Al no ser por mordeduras, y tras su exhaustiva limpieza, podremos suturar la herida (simple o por planos). Se podrá valorar la posibilidad de colocar un drenaje si el riesgo de infección es alto. Las heridas en la cara deben suturarse con la mayor brevedad, por razones estéticas, ya que, la infección en esta zona es poco frecuente al gozar de un gran riego sangríneo[21,22].
- En las heridas punzantes ocasionadas en las extremidades, será necesario realizar un examen motor y sensitivo para comprobar la integridad de tendones y ligamentos.

• Heridas quirúrgicas.

Estas heridas, también llamadas postoperatorias, son producidas por un instrumento afilado y en condiciones estériles. Normalmente, suelen ser agudas, simples y limpias, suturándose con material de hilo o grapas. No obstante, es susceptible a infecciones, y estos casos, es importante que diferenciemos entre[23]:

- Herida quirúrgica simple y suturada que se infecta en los días posteriores a la intervención quirúrgica.
- Y herida que proviene de una intervención sucia o infectada de base. En este caso, se dejará abierta (sin suturar), disminuyendo la infección y suturándola por tercera intención, finalmente.

En estas heridas, las curas y el tratamiento para combatir e impedir la infección será el siguiente[23]:

- Limpieza: se realiza con suero fisiológico al 0´9%, sin aplicar excesiva presión y nunca por arrastre mecánico. Se utiliza una jeringa de 20ml y una aguja de 0´8mm (21G), de forma lente y de flujo continuo, desde la zona más limpia a la menos limpia. A continuación, secamos la zona a modo de toques y de la misma forma.
- Antisépticos: debemos tener en cuenta los siguientes aspectos:
  o Agua oxigenada: actuación en dos niveles, como desbridante y oxidante.
  o Alcohol al 70%: es un bactericida muy utilizado en inyecciones o extracciones, pero desaconsejado en

heridas por su efecto irritativo, entre otros.
- o Clorhexidina: es un bactericida de amplio espectro y fungicida. Necesita ser protegida de la luz. No es irritante y su absorción es nula, careciendo de reacciones sistémicas y pudiéndose utilizar en embarazadas, neonatos y lactantes.
- o Povidona yodada: es un bactericida de potencia intermedia y fungicida. Se inactiva en contacto con materia orgánica y es irritante y alergénica, pudiendo retrasar la cicatrización si se usa de manera continuada.

– Apósitos: la herida debe mantenerse cubierta durante las primeras 24-48 horas, periodo en el que tiene lugar la neoangiogénesis, y sin manipulaciones, a menos que el apósito se moje o ensucie con exudados, u otros. No obstante, en la práctica clínica, es frecuente que las heridas permanezcan cubiertas durante todo el proceso, de este modo, cabe pensar que el apósito actuaría actúa como barrera entre la herida y el ambiente externo, evitando así posibles infecciones.

Los apósitos deben ser secos y estériles, para que puedan absorber el exudado y de suficiente grosor para que pueda protegerla, permitiendo así un mayor distanciamiento entre las curas.

– Informar: tanto al paciente y/o familiar de la evolución de la herida y educar en autocuidados; como al médico responsable, en el caso de abordaje interdisciplinar.

• Mordeduras

Consideradas importantes por el riesgo de infección que conllevan. Son producidas por la dentadura de una persona o un animal. Son generalmente consideradas de tipos contusas o punzantes que comprometen la piel y se pueden acompañar de lesiones de estructuras musculares, nerviosas, vasculares o tendinosas. Si la herida se infecta, la zona implicada se pone eritematosa, inflamada y llega a supurar. Aunque son menos frecuentes que las de perro, las mordeduras de gato se infectan con mayor facilidad, debido a que estos felinos poseen unos incisivos que penetran profundamente en los tejidos. Pueden ser especialmente peligrosas si se localizan próximas a una articulación o en una zona en la que hueso es superficial, ya que se complican con artritis u osteomielitis. Depende del tipo de herida, gravedad y localización anatómica. Las contusiones simples y las abrasiones superficiales en las que no hay punción, corte o avulsión pueden tratarse mediante limpieza exclusivamente. Sin embargo, en las que hay lesión de la dermis y de la epidermis se debe seguir el siguiente tratamiento[12,22,24]:

- Usar povidona yodada como solución de limpieza.
- Tras un frotado exhaustivo de la periferia de la herida, se debe realizar un lavado a alta presión.
- Es esencial el desbridamiento de todo el tejido desvitalizado y bordes de la herida para reducir la posibilidad de infección. Tras el desbridamiento, realizar un nuevo lavado.
- Si hay pus o sospecha de infección, tomar muestras de cultivo.
- Ante sospecha de fractura o penetración en una articulación, se deben realizar pruebas radiológicas.
- Comprobar vacunación antitetánica
- Cicatrización por segunda o tercera intención. No es aconsejable cerrar por primera intención ya que se facilita la infección y con ello, dificulta la cicatrización.
- Siempre realizar la antibioterapia de forma inmediata.

Las lesiones faciales por mordedura humana son bastante menos frecuentes que las producidas por animales, sin embargo, pueden producir mayores secuelas psicológicas por el factor voluntario de las mismas. Suelen darse mayoritariamente en la cara (nariz, orejas o labios) y en menos frecuencia, en las extremidades. Este tipo de mordeduras puede producir infecciones por Staphyloccocusaureus, Streptococosviridans y anaerobios. Para impedirlo, podemos proceder con un lavado profuso aplicando antiséptico, así como profilaxis antibiótica y antitetánica.

Para cierre, se reservará el diferido para casos con gran destrucción tisular y elevado riesgo de infección. Sin embargo, para aquellas que se hayan quedado bien limpias y desbridadas (con mezcla de agua oxigenada al 10% y solución salina al 50%) y posean menos de 6 horas de evolución, suele suturarse, con administración previa de anestésico local. Los puntos pueden retirarse de manera alterna a los 10 días tras el cierre[25].

A través de las mordeduras humanas se han descrito diversos casos de hepatitis B. en el caso de la infección por VIH, esta es de baja frecuencia por la baja concentración del virus en la saliva. No obstante se debe tener en cuenta y aplicar los protocolos existentes[12].

4.3 MODALIDADES DE CURAS. AMBIENTE HÚMEDO Y PRESIÓN NEGATIVA.

• Ambiente húmedo.

El ambiente húmedo como método de curación se consolida en la década de los 60 donde cobra protagonismo y evidencia sobre las curas en ambiente seco. Esto es debido a que se demostró sus beneficiosos efectos biológicos, tales como[26]:

- Mantener un pH levemente ácido (5,5-6,6).

– Baja tensión de oxígeno en los bordes de la herida, estimulando de esta forma, la angiogénesis.

– La temperatura y humedad que aportan, favorecen las migraciones celulares, previniendo la desecación y aumentado el desbridamiento autolítico.

Todos estos beneficios se consiguen gracias a la utilización de apósitos que permitan la absorción del exudado y que, del mismo modo, forme un gel que al entrar en contacto con el lecho de la herida, lo mantenga limpio y húmedo, aprovechando el propio exudado para favorecer la granulación. Cada herida es susceptible de mejorar en función del tipo de apósito en concreto que usemos para su tratamiento, sin embargo, sigue sin aportarse estudios que esclarezcan criterios de preferencia de unos u otros; aunque sí podemos decir, que el apósito ideal, independientemente del tipo de herida, debe[26]:

– Mantener un medio húmedo, permeable a los intercambios gaseosos e impermeable a los líquidos y aumentar la temperatura en la herida.

– Absorber el exceso de exudado y los compuestos tóxicos, sin adherirse a la herida ni perder partículas.

– Al cambiarlo, no debe modificar el estado de la herida ni producir molestias al paciente.

Por último, debemos reevaluar constantemente el apósito utilizado, ya que, como la herida va evolucionando, también ha de hacerlo el tipo de apósito, para que las características de éste se amolden a las de la herida, aportándole unas condiciones óptimas para la cicatrización. Según su localización los apósitos pueden ser[26]:

– Primarios: están en contacto directo con la herida y son los que proporcionan el ambiente húmedo.

– Secundarios: son aquellos que se colocan sobre el primario, efectuando las funciones de protección y sujeción.

• Terapia de Presión Negativa.

La terapia de presión negativa es un sistema alternativo de cicatrización no invasivo y activo que utiliza una presión negativa (succión) localizada y controlada para estimular la curación de heridas agudas o crónicas, en un entorno húmedo y aislado. De esta forma estimula la neoangiogénesis y el crecimiento del tejido de granulación atrayendo los bordes de éstas hacia el centro[26,27].

En 1995, la Food and Drug Administration (FDA) en aprobó el Vacuum Assisted Closure o cierre de heridas mediado por vacío, para su uso en pacientes con heridas por pie diabético, úlceras por presión, heridas quirúrgicas infectadas, colgajos e injertos, heridas traumáticas y otras de difícil cicatrización. Este sistema consiste en una esponja de poliuretano que coloca entre los bordes de la herida, y con un plástico autoadhesivo se cubre de forma hermética. A continuación, se realiza una pequeña incisión en el plástico sobre la esponja y se introduce por ella un tubo de succión conectado a una bomba de vacío con control automático. Ésta genera un vacío haciendo que la esponja se colapse ejerciendo una presión uniforme por toda la superficie gracias a su porosidad[26].

Las ventajas que aporta este sistema en la curación de las heridas son las siguientes[26,27]:

- Proporcionar un ambiente cerrado y húmedo, muy adecuado para la resolución de las mismas.

- Eliminar el exceso de fluidos y exudados propios de la lesión que pueden retrasar la curación.

- Reduce la colonización bacteriana

- Ayudar a eliminar el edema mediante la reducción del fluido intersticial.

- Estimular y facilitar la granulación de los tejidos. Todo ello contribuye a reducir el tamaño y profundidad de la herida y permite evitar otros procedimientos más complicados.

- Además, el sistema VAC reduce la necesidad de curaciones frecuentes lo que resulta más cómodo para el paciente, pudiéndose aplicar, en algunos casos, esta terapia de forma ambulatoria. Por lo tanto, reduce los riesgos, la morbilidad y minimiza las complicaciones.

Al igual que otras formas de manejar las heridas, la terapia de presión negativa tiene ciertas indicaciones, contraindicaciones y precauciones que hay que tener en cuenta para darle un uso adecuado[26]. Véanse éstas en la Tabla 4 (*Anexo 5*).

A pesar de que en la práctica clínica diaria la cura por presión negativa goza de general aceptación, en la literatura siguen sin existir suficientes trabajos que otorguen evidencia a este tipo de terapia, haciéndose necesarios más estudios, más grandes y con menos sesgos en sus resultados[28].

5 DOLOR

La Asociación Internacional para el Estudio del Dolor lo define como una experiencia sensorial y emocional desagradable asociada a daño tisular real o potencial, que se describe en términos de daño[2,29].

* Clasificación

Podemos clasificar el dolor atendiendo a diferentes factores, entre ellos según su duración y su patogenia:

– Según su duración:
  o Dolor agudo: Caracterizado por una duración limitada, de menos de 30 días. Es de comienzo súbito y es intenso. Aparece a consecuencia de lesiones tisulares que estimulan los nociceptores (receptores específicos del dolor) y generalmente desaparece cuando se cura la lesión. Este tipo de dolor se caracteriza por tener escaso componente psicológico[29].
  o Dolor crónico: Aquel que dura más de tres meses. Es continuo o recurrente y persiste más allá del tiempo normal de curación[29].

– Según su patogenia. La distinción entre uno y otro es útil porque los enfoques terapéuticos son diferentes [2,29]:
  o Dolor nociceptivo: producido por el daño real de los tejidos, activando los nociceptores. Éstos pueden responder a estímulos como el calor, el frío, la vibración, el estiramiento, así como a sustancias químicas liberadas por los tejidos en respuesta a la falta de oxígeno, la destrucción de los tejidos o la inflamación. Puede diferenciarse en dolor somático

(causado por la activación de nociceptores de tejidos superficiales y profundos como son la piel y huesos respectivamente) o visceral (causado por la activación de nociceptores de las vísceras (órganos internos encerrados en cavidades, como los órganos torácicos y abdominales)[2,29].

o Dolor neuropático: producido por lesión del sistema nervioso central o de vías nerviosas periféricas. Puede provocar este dolor cualquier proceso que dañe los nervios, como las afecciones metabólicas, traumáticas, infecciosas, isquémicas, tóxicas o inmunitarias. Además, puede producirse por compresión nerviosa o por el procesamiento anormal de las señales dolorosas por el cerebro o la médula espinal. Suele estar ligado a procesos de dolor crónicos[2,29].

o Mixto: Dolor nociceptivo y dolor neuropático[29].

o Idiopático: No se encuentra la causa del dolor[29].

Podemos considerar el dolor agudo, nociceptivo y somático como el dolor característico de las heridas agudas tratadas en este libro.

• Valoración

Para valorar el dolor, con el fin de poder identificar la etiología, correcto tratamiento y evolución, es significativo saber su localización, su intensidad y su duración[2].

Existen diversas escalas de valoración del dolor con las cuales podemos llegar a cuantificar la percepción subjetiva del dolor por parte del paciente. La utilización rutinaria y sistemática de éstas nos sirve para evaluar el grado de éxito alcanzado con los analgésicos y tratamientos de la herida utilizados. La escala utilizada dependerá de las circunstancias y condiciones del paciente; sin embargo, una vez seleccionada la escala a utilizar, utilizaremos la misma para garantizar una coherencia en la valoración rutinaria. Dentro de las escalas, cabe mencionar las siguientes, bastante usadas en la práctica [2,30,31]:

- Escala analógica-visual (EVA): Consiste en enseñar la escala al paciente y que elija un número del 0 al 10 según la intensidad de dolor que sienta, donde cero significa que no existe dolor y 10 significa máximo dolor posible. Se encuentra reflejado en la Figura 2 (*Anexo 6*)[2,31].

- Escala analógica-visual (EVA) modificada: Similar a la anterior pero con el aditivo de las caras. Suele utilizarse en pacientes de corta edad al ser fácilmente comprensible, como refleja la Figura 3 (*Anexo 7*)[29,31].

– Escala numérica análoga (ENA): Es una escala verbal donde se le solicita al enfermo que caracterice su dolor en escala del 0 al 10, donde cero corresponde a la ausencia de dolor y el 10 el peor dolor posible. Puede ser hablada o escrita, lo que la hace más útil en pacientes críticos o geriátricos[31]

- Tratamiento

El médico junto con enfermería valorarán el dolor agudo desde una visión integral. Existen tratamientos del dolor no farmacológicos (técnicas de relajación, musicoterapia, crioterapia, apósitos…), tratamientos farmacológicos (anestésicos locales, analgesia…) y tratamientos quirúrgicos[2,31].

Dentro del tratamiento farmacológico, el médico decidirá cuál es el aconsejable en cada situación. En este sentido, la OMS, en 1986, introdujo los principios de administración a intervalos regulares, uso de una vía de administración apropiada e individualización del tratamiento, junto con el concepto de la "Escalera analgésica de tres peldaños" reflejada en la Tabla 5 (*Anexo 8*)[32], que puede ayudar a inclinarse por el medicamento correcto[29].

En la misma línea, durante intervenciones y manipulación de heridas, debemos evitar todo estímulo innecesario que pueda producir dolor. Es decir, conviene manipular las heridas con suavidad, tener en cuenta la temperatura de los productos que vayamos a utilizar para tratar la herida, elegir apósitos que, al retirarlos, reduzcan el grado de estímulo sensorial de la zona,etc.[2].

6 CICATRIZACIÓN

La cicatrización es un proceso por el cual actúan interactuando entre sí un conjunto de fenómenos fisiológicos. A través de estos procesos el cuerpo es capaz de sustituir los tejidos dañados o destruidos por tejidos de nueva formación, los cuales tienen la funcionalidad de los tejidos que están sustituyendo. Cuando hablamos de cicatrización podemos hablar de las fases y de los tipos que existen[33, 34.]

- Fases:

La cicatrización se entiende como un conjunto de cuatro fases solapadas, dependientes e interconectadas. En estas fases se estimula el crecimiento, reparación y estimulación de los tejidos afectados, permitiendo el restablecimiento de la funcionalidad de los tejidos afectados. Estas son las fases[33, 34, 35, 36].

    — Fase de inflamación

Es la primera fase, comienza prácticamente tras la realización de la lesión y puede alargarse en el tiempo hasta unos 6 días aproximadamente, si superara este periodo temporal acabaría por convertirse en herida crónica. Es una respuesta de protección que intenta alejar los agentes de riesgo que existan alrededor o dentro del tejido afectado, ya que hasta que esto no suceda no se podrá proceder a la regeneración tisular[33, 34, 35, 36, 37, 38].

    — Fase de coagulación

Es la segunda fase de la cicatrización, y comienza casi al mismo tiempo que la primera. Su objetivo es evitar la pérdida de sangre que haya podido ocasionar la creación de la lesión, a través de los coágulos que entre otras funciones como la interrupción de la salida anormal de sangre por una herida, también tiene efectos en la fase de inflamación y regeneración[33, 34, 35, 36, 37, 38].

– Fase de proliferación o regeneración

Es la tercera etapa de este proceso, y es la etapa intermedia entre la coagulación y la maduración. Esta fase puede durar desde 5 días hasta 14 días en función de la herida, extensión y cuidados entre otros factores. En esta fase comienza ya la reparación epitelial y la revascularización de la zona de la herida[33, 35, 36, 37, 38].

– Fase de maduración

Es la última fase del proceso de cicatrización, en la cual ya se organiza y se forma el tejido normal para poder recuperar la funcionalidad del tejido dañado anteriormente por la lesión. Dura desde que se consigue llegar a la fase proliferativa hasta el final de la herida en el que se consigue la cicatrización completa[33, 35, 36, 37, 38].

• Tipos:

Dentro de la cicatrización podemos encontrarnos varios tipos en función de la procedencia de la herida, o en función de las zonas o capas de la piel afectadas. En función de estos criterios entre otros, podemos clasificarlos de la siguiente forma[33, 39]:

– Cicatrización por primera intención

Cuando la herida es uniforme, ha sido realizada de forma aséptica e incisa y es posible la aproximación inmediata de los bordes para que comience la cicatrización. Su curación es rápida, con una correcta función anatómica, sólida y estéticamente aceptable Figura 4 (*Anexo 9*)[33, 39].

– Cicatrización por segunda intención

Es cuando ya aparece pérdida de tejido que nos impide el cierre por primera intención o tenemos otros factores como infección, impidiéndonos la sutura de la herida. Cuando esto ocurre la cicatrización comienza desde el tejido de granulación del interior del lecho de la herida hacia los bordes. Su cicatrización es irregular y más lenta Figura 5 (*Anexo 10*)[33, 39].

– Cicatrización por tercera intención

Es una combinación de los dos tipos nombrados anteriormente. Sucede cuando la herida no es suturada o cerrada de forma inmediata, es decir, ha pasado un tiempo desde que se produjo la herida y ya ha crecido tejido de granulación, o cuando se sutura por primera intención pero la herida se complica con infección o dehiscencia y tenemos que esperar a que el tejido de granulación haga su función para poder proceder al correcto cierre de la herida Figura 6 (*Anexo 11*)[33, 39].

• Factores que modifican la cicatrización

A continuación se nombran los factores que más importancia tienen a nivel de la cicatrización y lo que causan en ésta. Pueden ser clasificados como locales o factores de relación directa con la herida y generales o factores intrínsecos a la persona[33, 39].

– Factores locales:

o Vascularización: la alteración de la circulación sanguínea o una situación de anemia dificulta la cicatrización.

o Distracción: presencia de colecciones hemáticas, seromas o cuerpos extraños que impiden la unión o la coaptación de los bordes y facilitan la infección de la herida.

o Inervación: la piel denervada cicatriza igual que la inervada, pero ésta, con la pérdida de mecanismos de defensa, facilita la aparición de complicaciones (infección).

o Agentes corrosivos: el uso indiscriminado de ciertos antisépticos, que pueden dañar los tejidos, retrasa la cicatrización.

o Tamaño de la herida: Tanto el tamaño de la herida como la forma de ésta serán importantes para poder evaluar y abordar los cuidados necesarios que requiera.

o Mala técnica: suturas a tensión, espacios muertos, etc[33, 39].

– Factores generales:

o -Nutrición.

o -Edad.

o -Fármacos: corticoides, inmunosupresores.

o -Alteraciones endocrinas: diabetes, obesidad.

o -Otras: sepsis, neoplasias preexistentes, insuficiencia hepática, insuficiencia respiratoria, etc[33, 39].

7 COMPLICACIONES

Dentro de las complicaciones que nos podemos encontrar en las heridas agudas, a continuación vamos a nombras y a hablar sobre las más comunes. Muchas de las siguientes complicaciones pueden estar relacionadas entre ellas o actuar simultáneamente[33, 39, 40].

* Edema: Acumulación o presencia anormal de líquido intersticial en el tejido subyacente, podemos identificarlo por un aumento del tamaño de la zona afectada pudiendo presentar fóveas. Esta complicación nos dificulta la cicatrización ya que disecciona las capas de los tejidos o puede llegar a la rotura de los mismos. Sus síntomas más importantes son el dolor y la pérdida de movilidad[33, 39, 40].

* Infección: Es una de las complicaciones más frecuentes. Dentro de la infección su etiología más frecuente es por microorganismos (bacterias o virus). Se pueden observar enrojecimientos, inflamación, mal olor o presencia de pus en el lecho de la herida entre otros síntomas[33, 39, 40, 42].

* Dehiscencia: Es la abertura de los bordes en la cicatrización de una herida quirúrgica. Hay varios motivos que favorecen esta complicación de los cuales cabe destacar la infección o una presión excesiva en la zona de la herida. Puede cursar con sangrados en la zona de la herida, dolor y la visible apertura de los bordes de la herida[33, 39, 40, 41].

* Hipergranulación: Es el crecimiento en exceso del tejido de granulación que se da durante la fase proliferativa del proceso de cicatrización. Este crecimiento anómalo que rebasa los bordes de la herida e impide la correcta epitelización y entrada de la lesión en la fase de maduración[33, 39, 40, 42].

* Evisceración: No es de las complicaciones más frecuentes y ocurre mayoritariamente en heridas de zona abdominal. Es la salida o protusión del contenido que está en el interior de la herida hacia el

exterior[33, 39, 40].

- Eventración: Es la salida de vísceras abdominales una herida u orificio de la pared abdominal. Puede suceder de forma quirúrgica o traumática[33, 39, 40].

- Síndrome compartimental: Es una afección que implica aumento de la presión en un compartimento muscular, afectando tanto a tejidos nerviosos como a vasos sanguíneos[33, 39, 40].

- Hemorragias: Es la salida de forma anormal de sangre de los vasos sanguíneos. Pueden ser tanto internas como externas, y llegar a desembocar en hematomas[33, 39, 40].

- Hematomas: Es la rotura de pequeños vasos sanguíneos que filtran sus contenidos dentro del tejido blando que está bajo la piel. Podemos identificarlo gracias a la decoloración que presenciamos en la piel[33, 39, 40].

8 RECOMENDACIONES

Una vez tratada la herida aguda según su clasificación, podemos establecer una serie de recomendaciones al alta que influirán sobre el tratamiento final de la herida y su eficacia, por lo que es de suma importancia que el/la enfermero/a tenga conocimiento para poder aconsejar a sus pacientes con el fin de favorecer la recuperación/rehabilitación y mejorar su calidad de vida.

8.1. MOVILIDAD/REPOSO
Es aconsejable que se procure un reposo relativo según la zona afectada, en la medida de lo posible se procurará elevar los miembros si la herida se encuentra en los miembros superiores o inferiores. En el caso de que la zona afectada sea la pierna, no se recomienda permanecer sentado, sino tumbado, y si la zona lo permite se puede deambular.

8.2. VACUNA ANTITETÁNICA
Es necesario realizar una profilaxis antitetánica en heridas que se presenten contaminadas debido a que las esporas del C. tetani se encuentran ampliamente difundidas en la naturaleza y aprovechan heridas sucias, con polvo, agua de mar, tierra o heces para germinar, congelación, mordeduras, quemaduras o heridas con importante grado de pérdida de continuidad de la piel o heridas traumáticas profundas, e incluso heridas contaminadas con cuerpos extraños, fracturas que presenten además heridas, y heridas que requieren intervención quirúrgica para su trato pero no ha sido intervenida antes de las 6h, y en sepsis sistémica. Estas son las llamadas heridas "tetanígenas" debido a que favorecen la anaerobiosis[43,44,45]. También nos podemos encontrar con heridas de alto riesgo en caso de que la herida contenga gran cantidad de material contaminado que pueda poseer esporas o en heridas con grandes zonas de tejido desvitalizado[45].

Una vez que la herida se limpie cuidadosamente y en caso necesario, se desbride, procederemos a la administración del toxoide tetánico y diftérico (Td) o la inmunoglobulina antitetánica (IGT) respectivamente. Podemos hacer mención a que en las heridas limpias no es necesario administrar el IGT, basta con el toxoide si procede según la tabla que a continuación veremos, y en caso de que el paciente que presente herida tetanígena sea inmunodeprimido o adicto a drogas por vía parenteral (ADVP), será necesario administrar el IGT independientemente del estado de vacunación para prevenir[45]. Ver en Tabla 6 *(Anexo 12).*

- Nociones de administración

Es necesario administrar las vacunas compuestas por toxoide tetánico en diferentes lugares según la edad:

- En niños menores de 3 años: Se inyectará en la zona antero lateral externa del muslo.
- En niños mayores y adultos: Se inyectará en deltoides.

Hay que recordar que siempre por vía intramuscular, a no ser que el paciente tenga problemas de coagulación, que de este modo reduciremos el sangrado si la administramos por vía subcutánea.

Si es necesario administrar el IGT, se administrará en una zona diferente a donde hemos introducido el toxoide. Será en una dosis de 250 UI por vía intramuscular, y en caso de heridas de alto riesgo como anteriormente comentamos, o que hayan pasado más de 24h, se aumentará la dosis a 500 UI[45].

No administrar la vacuna en caso de fiebre o antecedentes de episodios de anafilaxia a algún componte de ésta, o haber padecido síndrome de Guillain-Barré o neuropatía periférica seis semanas posteriores a su administración[45].

- Formas de presentación

Existen varias formas de presentación, que nos puede resultar útiles a la hora de identificar qué fármaco administrar[45,46]:

- TT: Toxoide tetánico aislado.
- Td: Toxoide tetánico combinado con diftérico tipo adulto (>7 años)
- TD: Toxoide tetánico combinado con diftérico tipo infantil.
- dTpa: Toxoide tetánico y diftérico con vacuna antitosferina acelular tipo adulto.
- DTPa: Toxoide tetánico y diftérico con vacuna antitosferina acelular tipo infantil.
- DTPa, VPI, Hib: Es una forma pentavalente de la vacuna.
- DTPa, VPI, HiB y HB: Es una forma hexavalente de la vacuna.

La recomendada para dosis de refuerzo en profilaxis antitetánica en heridas es la Td (toxoide tetánico combinado con diftérico)

8.3. ALIMENTACIÓN/NUTRICIÓN

La alimentación y consecuente nutrición como ya sabemos juega un importante papel en los procesos fisiológicos del cuerpo humano, y por ende en el proceso de restauración de tejidos como puede ser en la cicatrización que podemos ver en el apartado 6 y curación de las heridas agudas mediante el efecto que producen los micro y macronutrientes desde la hemostasia hasta la maduración y curación de la herida[49]:

No podemos generalizar sobre las necesidades nutricionales en las heridas, ya que son amplios los aspectos que pueden influir al proceso normal de cicatrización, como son una malnutrición, obesidad, deficiencia de determinadas sustancias o vitaminas[47], o incluso momentos de enfermedad que presenten deshidratación, infección, sepsis o hipo e hiperglucemia o mala coagulación.

Según GNEAUPP haciendo referencia a Thompson y Furhrman, "la nutrición juega un rol vital en la prevención y el tratamiento de las úlceras y heridas"[5].Por lo que llevar una alimentación equilibrada incorporando todos nutrientes necesarios contribuye a mantener un peso adecuado según el IMC de cada persona, y con ello reducir el riesgo de padecer enfermedades o complicaciones secundarias a enfermedades ya presentes[47].

Así, consumir una dieta equilibrada y mantener un peso adecuado puede reducir el riesgo de padecer enfermedades y complicaciones secundarias a enfermedades ya presentes, así como favorecer una buena cicatrización en el caso de heridas. En definitiva, la nutrición es esencial tanto para la prevención de las heridas como para el tratamiento de éstas[48].

En primer lugar es necesario realizar una valoración del estado general y nutricional de la persona a la que vayamos a tratar para abordar su problema de base, nutricional, para que repercuta directamente sobre la curación y reparación de la herida. Para ello además de conocer la historia clínica y análisis bioquímicos[49]. Una vez determinado el estado integral de la persona, debemos generar un plan nutricional adecuado, donde se encuentre un equilibrio en la alimentación y nutrición, atendiendo a las necesidades específicas e individuales de cada persona, ya que se puede producir una mala nutrición bien por ingesta escasa o excesiva de alimentos, o por un problema en la nutrición a lo que concierne a absorción o digestión, y posteriormente realizar un seguimiento y reevaluación. Por lo que debemos evitar todos los estados carenciales de vitaminas y nutrientes, debido a que éstos dan lugar a efectos negativos sobre la cicatrización, prolongándose la fase inflamatoria, disminuyendo la proliferación de fibroblastos, alterando la síntesis de colágeno, e incluso pudiendo aumentar el riesgo de una posible infección[47,49].

Haciendo mención al apartado 6, en la fase inflamatoria de la cicatrización se produce períodos de isquemia-reperfusión, y perfusión mantenida de los tejidos, lo que da lugar a la aparición de radicales libres [48] que pueden ser solventados mediante sustancias antioxidantes como son las vitaminas A, C, E, selenio, y ácido alfa-lipoico.

Es conveniente seguir una dieta equilibrada que contemple todos estos nutrientes, alcanzando con ello la ingesta de energía necesaria para poder realizar todas las funciones vitales del organismo, y en concreto la cicatrización de la herida. Esto es debido que el llevar una alimentación deficiente de forma prolongada compromete al sistema inmunológico, que favorecerá la pérdida física y funcional del músculo reduciendo las proteínas[47].

A continuación podemos ver más en detalle cómo actúan los siguientes macronutrientes y micronutrientes en la cicatrización, y en la Tabla 7 *(Anexo 13 y en Anexo 14)*, la Tabla 8 podremos ver que alimentos contienen los micronutrientes y oligoelementos mencionados.

- Macronutrientes
  - Proteínas

Son importantes para la cicatrización de las heridas, debido a que colaboran en la neo-angiogénesis, respuesta fibroblástica, síntesis de colágeno (rico en aminoácidos como son la prolina, y arginina. La arginina influye mediante cambios microvasculares y de perfusión para la óptima cicatrización), así como en los procesos de remodelación de la herida. Es necesario tomar un mínimo de 1-1,5g/kg/día[47].

La edad también influye en la disminución de la proporción de proteínas que el cuerpo posee, por lo que los adultos mayores deben aumentar la ingesta de proteínas.

Las proteínas las podemos encontrar en los siguientes grupos de alimentos: carnes, pescados, frutos secos (cacahuete o maní), legumbres, así como en la leche y sus derivados.

- Ácidos grasos

Forman parte de las membranas celulares e influyen en la reparación de tejidos y curación de heridas gracias a su capacidad en la respuesta inflamatoria. En concreto, el omega-3 reduce la coagulación, agregación plaquetaria y la respuesta de citocinas, mejorando por tanto el cierre de la herida[47].

Podemos encontrar omega-3 en los siguientes grupos de alimentos: pescados azules, verduras de hoja verde, aceite de oliva, y en los frutos secos.

- Líquidos

Un adecuado estado de hidratación mantiene los fluidos y nutrientes necesarios para la función de las células y para contar con adecuadas defensas inmunitarias y evitar que la herida aguda se cronifique, o que se formen UPP[47].

- Micronutrientes

El déficit de los siguientes micronutrientes producen una difícil y tardía cicatrización, y se puede resolver a través de una dieta equilibrada que los incorpore, pero en caso de ésta no solventar el problema, se pueden tomar suplementos para corregir su deficiencia, pero no deben tomarse nunca en exceso ya que puede producir efectos negativos en diversos ámbitos. Podemos dividirlos en vitaminas y oligoelementos.

- Vitaminas
    - Vitamina A (Retinol)

Es una vitamina liposoluble con efecto antioxidante, y promovedor de la cicatrización, debido a que produce la inducción y el mantenimiento de la diferenciación celular de algunos tejidos, mediante un aumento de fibroblastos y síntesis de colágeno, lo que aumenta la fuerza de tensión de las heridas y mejoran la inmunidad celular, reduciendo la posible infección en la herida[47,49,50]. Y mejora la fase inflamatoria temprana.

También se encarga de la diferenciación y proliferación celular para la temprana recuperación de la herida, y favorece el desarrollo y mantenimiento del tejido epitelial[49].

- Vitamina C (Ácido Ascórbico)

Es una vitamina liposoluble con efecto antioxidante biológico, que favorece principalmente la Angiogénesis, y cofactor encargado de la síntesis, maduración del colágeno y de estabilizar el sistema inmunológico[47,49]. También aumenta la absorción intestinal del hierro[50]. Es importante no olvidar que cuando no se toma suficiente vitamina C en la dieta las lesiones son más dañinas y sufren difícil cicatrización, por lo que puede tomarse mediante suplementos de forma adicional consultándolo previamente, siendo comúnmente de 200mg/día, ya que su exceso es perjudicial[47]. En casos de heridas tratadas con láser o radioterapia es ideal la vitamina C[49].

- Vitamina E (Tocoferol)

Es una vitamina liposoluble antioxidante que interviene como antiinflamatorio e inmunoestimulante[49]. Es esencial para la estabilidad de las grasas, y para la formación de glóbulos rojos. Otras funciones es ayudar al organismo a utilizar vitamina K[49]. No debe tomarse en exceso, sólo en caso necesario, ya que puede afectar a alteraciones en la matriz de la cicatriz. Junto con la vitamina C previene la aparición de nuevas heridas[47,49].

- Vitamina K (Filokinona)

Es un cofactor que se encarga de los procesos de hemostasia y coagulación para la reparación de la herida[49]. Su deficiencia causa sangrados no controlados y retraso en la cicatrización de las heridas, por lo que sólo hay que tomar suplementos de vitamina K si existe deficiencia[47].

- Vitaminas grupo B

Las vitaminas del grupo B intervienen como co-factores y co-enzimas en la curación de las heridas, debido a que por un lado intervienen en la vinculación de colágeno, síntesis de proteínas y ADN, como en la producción de glóbulos rojos. Además es capaz de combatir la infección[49].

- Oligoelementos
    - Zinc (Zn)

Es un cofactor enzimático protector, cuyo déficit origina retraso en la cicatrización debido a menor proliferación de fibroblastos, colágeno y como consecuencia disminución de la epitelización[50]. Los suplementos los encontramos en 200-220mg 3 veces/día, en exceso puede repercutir en provocar deficiencias de cobre[47].

    - Hierro (Fe)

Es un micronutriente que interviene en la hidroxilación de la prolina y lisina para la síntesis del colágeno. Cuando hay déficit de hierro asociado a los glóbulos rojos repercute negativamente en el transporte de oxígeno, originando anemia y repercute negativamente en la cicatrización y en las defensas que actúan en la herida[47].

    - Cobre (Cu)

Es un cofactor importante implicado en la cicatrización e interactúa con enzimas como la lisil-oxidasa para la síntesis de elastina y colágeno. Cuando hay un déficit de éste, se produce despigmentación de la piel, pelo, leucopenia y anemia entre otras enfermedades, por lo que afectan a la recuperación. Cuando no se cubren totalmente es necesario tomar suplementos hasta de 10000 microgramos/día[47,50].

    - Ácido alfa-lipoico (ALA)

Es una sustancia de origen natural antioxidante, vasodilatador y antiinflamatorio, que según Verdú Soriano J, Perdomo Pérez E[47] ". Actúa fisiológicamente en medios hidrófilos y lipófilos como coenzima de la descaboxilación oxidativa de ácidos-cetocarboxílicos" p43. Y sirve para la regeneración de Vit C, Vit E, glutatión y coenzima Q10."

    - Selenio

Es un elemento que forma parte de varias enzimas como en la glutatión peroxidasa y superóxidodismutasa, cuya acción es protectora antioxidante junto a la vitamina E. También se encarga de la conversión enzimática de la tiroxina a la triyodotironina[50].

    - Manganeso

Es un elemento que en carencia afecta de diferentes formas al organismo, como causa de hipocolesterolemia, adelgazamiento, alteraciones del pelo y uñas, así como en particular en las heridas causa dermatitis y alteración de la síntesis de proteínas de la vitamina K[50], lo que indirectamente afecta causando problemas en la hemostasia y coagulación retardando y complicando la curación de la herida.

8.4. CUIDADOS DE LA PIEL PERILESIONAL O CIRCUNDANTE

La piel perilesional o circundante es aquella que envuelve y rodea la lesión con extensiones variables que depende del grado de afectación de la herida51. Para el trato de la piel circundante debemos contemplar previamente el grado de maceración mediante sistemas de medida.

Por lo que a la hora de tratar la herida estará delimitada por la piel perilesional, y al hacer una cura debemos tener en cuenta tanto la herida como la perilesión para lograr con éxito la curación.

Si no se cuida adecuadamente la piel perilesional, será un factor de riesgo de una futura herida o empeoramiento de la misma, por lo que debe inspeccionarse diariamente a la vez que se inspecciona la herida aguda, debido a que de forma indirecta se ve afectada por la humedad, presión, roce o fricción, y puede dañarse[52].

* Higiene

Aplicaremos jabones o soluciones de Ph neutro para que no irrite la zona, y no debe usarse ningún producto que contenga solución alcohólica ni colonias en la zona, ya que reseca la piel y puede dar lugar a roturas o grietas en la piel[52].Se deben dar suaves toques, sin arrastre, y dejar la piel lo más seca e íntegra posible.

* Protección

Debe protegerse esta piel de posibles lesiones mediante la aplicación de apósitos hipoalergénicos, y para ello debemos evitar apósitos adhesivos que estén demasiado adheridos a la piel porque al despegarlos pueden causar rotura de ésta[52]. Del mismo modo se deben valorar los instrumentos utilizados para realizar la cura para evitar no dañar en exceso ni realizar técnicas cruentas[51].

* Protectores cutáneos:

Es una de las mejores alternativas para el cuidado de la piel perilesional, que se emplea cuando no existe infección. En concreto hablamos de protectores cutáneos no irritantes (PCNI), actuando como una segunda piel para el cuidado y prevención de la maceración perilesional y mejora de la defensas de la zona, además de no interactuar con el apósito o fármaco empleado.

Como ejemplo podemos referirnos a Cavilon Película Barrera No Irritante (PBNI)[53].

En cuanto a su composición, Enfermería Ciudad Real dice que "no contiene ningún principio activo que actúe sobre la piel, es incoloro, y la piel perilesional, radiotransparente, flexible, resistente al agua y permeable al oxígeno y a otros vapores húmedos"[53]. Antes de aplicarlo es necesario tener unas consideraciones generales, como son el hecho de que la piel perilesional debe estar seca y limpia, y si se despega antes de las 72 horas hay que esperar unos minutos antes de volver a colocarlo.

- Consideración de productos a aplicar en piel perilesionada.

Hay una gran variedad de productos para el cuidado de la piel que rodea la lesión. Es necesario que como enfermeros/as conozcamos aquellos productos fiables que ofrezcan calidad para el cuidado y cura de las heridas.

    − Recomendados:

        o   Vaselina

Es un derivado del petróleo que se aplica en la piel perilesional como protección y barrera ante exudados y secreciones procedentes del lecho de la herida ya que no posee cualidades alergénicas ni nocivas, y a su vez permite visualizar la perilesión. Si se usa descontroladamente puede provocar maceración, impide que la piel respire, y que se adhiera adecuadamente un posible apósito para tratar la herida[53].

        o   Jabones y detergentes

Son destinados para limpiar tanto la herida como la piel perilesional, deben utilizarse aquellos con el Ph más próximo al de la piel, debido a que en caso contrario pueden alterar la piel y provocar pequeñas erosiones impidiendo una correcta curación y prevención de la piel perilesional[53].

        o   Corticoides

Deben aplicarse bajo prescripción médica. Si se usa descontroladamente pueden causar efectos negativos como disminución de la barrera defensiva de la piel, aumento de la fragilidad, e incluso problemas de contacto[53].

        o   Miel

Se emplea para prevenir la maceración en la piel perilesional en varias presentaciones como son en pasta, apósitos, o asociada a alginatos. Debemos tener en cuenta de que el producto utilizado sea reconocido por la UE y la FDA norteamericana[53].

    − No recomendados:

        o   Cosméticos

En este grupo se incluyen las cremas hidratantes, aceites reafirmantes, jabones y geles limpiadores. El principal inconveniente de estos productos son las sustancias que se utilizan para su fabricación, no indicados para cuidar y proteger la piel perilesionada, debido a que pueden resultar alérgenos o citotóxicos, sin embargo sí pueden ser empleados en piel sana[53]

        o   Aceites grasos hiperoxigenados

El Mepentol es el más conocido para el trato de UPP grado I, pero no para el trato de la piel perilesional, debido a que su composición grasa impedirá que adhieran adecuadamente los apósitos empleados.

        o   Disolventes

Son unas sustancias destinadas a la limpieza de la piel, que debido a su composición son citotóxicos, irritantes e incluso dolorosos, está contraindicado su uso en la piel perilesional. Sin embargo puede utilizarse en piel íntegra y sana[53].

o   Potenciadores de la adhesión

Es necesario tener cuidado extremo con su uso debido a su composición de irritantes y alérgenos. Totalmente desaconsejados para el uso en piel perilesional y en heridas[53].

o   Lanolina

Es un emoliente e hidratante desaconsejado para la piel perilesional, debido a que es un alérgeno de primer grado que puede conllevar efectos negativos para la curación y el trato de la piel[53].

–   Sin la suficiente evidencia:

o   Aceites naturales

Hay gran diversidad de aceites para el uso sobre la piel, como son el aceite de oliva, el de semillas, coco, entre otros. Sin embargo no hay suficiente evidencia sobre su aplicación para la piel perilesional, y es comúnmente reconocido que debido a su composición impedirá la adhesión de apósitos y puede saturar a la piel[53].

o   Fitoterapia

Se refiere al uso de las plantas como son el aloe vera y rosa mosqueta para el cuidado de las heridas. Actualmente no existen estudios clínicos que concluyan su indicación para la piel perilesional[53].

o   Soluciones limpiadoras

No hay estudios concluyentes de que su uso elimine los gérmenes presentes en la zona y la posible infección.

o   Vitamina E tópica

La encontramos en compuestos aceitosos. No hay suficiente evidencia de ésta para el tratamiento de la piel perilesional ni su prevención, sólo para el tratamiento de las cicatrices[53].

o   Óxido de zinc y pasta de karaya

Se emplea para proteger la piel y la perilesión en pequeñas heridas y excoriaciones. Como elementos negativos cabe destacar que no hay suficientes estudios para el uso en grandes heridas, no permiten que se adhieran apósitos, y pueden llegar a irritar y macerar la piel si se usa a largo plazo, y sólo se puede retirar con la ayuda de aceite de parafina[53].

o   Antisépticos

Es necesario que todo producto que se utilice permita visualizar la herida y la zona que rodea a ésta. Aquellos como la povidona yodada no permiten ver la perilesión. Por otro lado, no hay suficiente evidencia de que disminuya el riesgo de infección, y son irritativos[53].

9 RESUMEN

Una herida aguda se caracteriza por la disrupción de estructuras anatómicas y funcionales normales causada generalmente por intervenciones quirúrgicas, traumatismos u otras agresiones a la piel, que sigue un proceso de cicatrización dinámico, ordenado y predecible en el tiempo que concluye con la restauración de la integridad anatómica y funcional del tejido inicialmente afectado en, aproximadamente, 30 días desde la lesión.

El trabajo de enfermería ante un paciente con herida aguda comienza por su exploración y valoración desde un enfoque holístico, continuando con el tratamiento de la herida y del dolor y evaluando la efectividad y evolución de ésta.

De manera que enfermería explorará y valorará la herida teniendo en cuenta factores locales de la zona y sistémicos del paciente. En la exploración, el enfermero debe conservar la intimidad del paciente, dar explicaciones de los procedimientos a realizar, asegurar una buena comunicación, aportar información, seguridad y apoyo emocional. A su vez, debe mantener la máxima asepsia posible de manos e instrumentos utilizados en la práctica, y las correctas técnicas empleadas por el profesional ayudarán a evitar complicaciones como la infección.

Las heridas agudas pueden ser ocasionadas por agentes etiológicos muy diversos, pudiendo actuar como tal casi cualquier instrumento. Esto hace que nos podamos encontrar ante un gran abanico de posibilidades de lesiones, y a su vez, cada una tenga una gran variabilidad entre sus características. El abordaje terapéutico de estas heridas será en función de su etiología y características. No obstante, existen generalidades que se repiten en casi todas las heridas. Nuestro fin último es restaurar la continuidad de la piel consiguiendo una cicatrización temprana y sin complicaciones. Sin embargo, la complicación más común y a su vez peligrosa es la infección, por lo que su evitación y abordaje (si ya estuviese instaurada), sería común en todos los tratamientos de heridas. Esto determina que todas las heridas tengan una parte común de su tratamiento, que son:

- Valoración de la herida.
- La limpieza con solución salina, acompañado en ocasiones de antiséptico, con el fin de reducir la infección.
- Desbridamiento, para eliminar las zonas desvitalizadas que retrasen la cicatrización y puedan favorecer la infección.
- Cierre de la herida, por primera, segunda o tercera intención en función de sus características.
- Anamnesis y registro de todo el proceso, desde la primera vez que acudió a consulta hasta la última, registrando todas las curas y la evolución de la herida.
- Realizar curas en ambiente húmedo, por estar evidenciado su beneficio frente a las de ambiente seco.

Atendiendo a los cuidados específicos de cada herida:

- En quemaduras, las trataremos en función de su profundidad y extensión, teniendo siempre en cuenta la infección y deshidratación tanto local como sistémica. Por ello, una de las primeras acciones que debemos llevar a cabo es la de sumergir la zona afectada en agua fresca (pero no helada) y utilizar productos tópicos que hidraten la piel.
- En abrasiones, el tratamiento es similar al que realizaríamos ante quemaduras de segundo grado superficiales.
- En colgajos, en función del tipo de paciente y presentación anatómica, se realizará la reinserción del colgajo mediante sutura o se desbridará con bisturí y pinzas para dejar que cicatrice por segunda intención.
- Las heridas en la cara suelen gozar de rápida cicatrización debido a que es una zona muy vascularizada. Suelen cerrarse por primera intención con puntos de sutura, o, a ser posible, con puntos de aproximación (por razones estéticas).
- Lo principal de las heridas en las manos es realizar exámenes motores y sensitivos para asegurarnos de que la integridad de tendones y ligamentos no ha sido afectada, con el fin de evitar secuelas permanentes en cuanto a movilidad.
- En los abscesos, la primera línea de tratamiento será drenarlos y evitar posteriormente la infección del tejido limpio.
- En heridas punzantes, en función de su agente etiológico, se cerrarán por primera o segunda intención.

- En las quirúrgicas lo principal es evitar la infección. Al ser heridas limpias (realizadas en condiciones de esterilidad) y cerradas, la mayoría cierran por primera intención.
- En las mordeduras debemos tener en cuenta si han sido producidas por animales o por humanos y tomar las medidas oportunas en cada caso en cuanto a profilaxis antibiótica y antitetánica. Se limpiarán y realizaremos un cierre diferido.

Es conveniente realizar todas las curas de heridas agudas en ambiente húmedo, determinando el uso de un apósito que lo permita.

La tabla 10 representa los diferentes tipos de heridas agudas que podemos encontrarnos y su tratamiento.

Como comentamos al principio del resumen, Enfermería siempre debe buscar el bienestar del paciente, prestando un cuidado asistencial de calidad y holístico. Por ello, no debemos olvidarnos del control del dolor. El tipo de dolor característico de las heridas agudas es el dolor agudo, nociceptivo y somático. Puede valorarse mediante escalas de valoración de manera rutinaria, como son la escala EVA y ENA. Junto a esto, el dolor puede tratarse con medidas farmacológicas, no farmacológicas y/o tratamiento quirúrgico.

En cuanto al proceso de cicatrización de la herida, está formado por diferentes fases, a través de las cuales se restauran los tejidos afectados. Estas fases son cuatro: de inflamación, coagulación, proliferación o regeneración y maduración. A su vez, la cicatrización y correspondiente cura de la herida puede darse por primera intención (cierre rápido de la herida sin complicaciones), por segunda intención (cuando la herida no puede cerrarse por primera intención por existencia de tejido de granulación u otras causas como la infección) o por tercera intención (combinación de las dos anteriores).

Como último cometido en nuestra labor asistencial, realizaremos las recomendaciones al alta, tanto si el proceso de cicatrización ha terminado como si no, asegurando de esta forma la continuidad de nuestros cuidados. Estas recomendaciones abarcan una serie de aspectos que se deben tener en cuenta y llevar a cabo para que el proceso de curación sea satisfactorio. La recomendación de muchas de estas acciones va acompañada, en su mayoría, de otra actividad adyacente, muy importante en Enfermería, como es la Educación para la Salud. Sin más dilación, las recomendaciones al alta realizadas por Enfermería, son:

- Mantener una movilidad reducida de la zona procurando un reposo relativo, en función de la gravedad de la herida y zona anatómica dañada.
- Vacunación antitetánica: consultando previamente el calendario vacunal de cada paciente.

- Recomendar medidas alimenticias y nutricionales beneficiosas que aceleren la curación, tales como ingesta de vitaminas, macronutrientes y oligoelementos.
- Cuidados de la piel perilesional. Muy importantes para evitar la infección y mantener la herida hidratada y en un ambiente húmedo idóneo de cicatrización.

Ésta será nuestra labor enfermera ante una herida aguda, sin olvidar realizar todo el proceso siguiendo la metodología enfermera con las taxonomías NANDA, NOC y NIC, referentes en unos cuidados de calidad.

10 BIBLIOGRAFÍA

1. Corella Calatayud JM, Mas Vila T, Tarragón Sayas, MA. Breve crónica histórica del cuidado de las heridas. Enfermería Integral. [Revista on-line] 2000 [Actualizado 07/05/2016]; 58. Disponible en:http://www.enfervalencia.org/ei/anteriores/articles/rev58/artic11.htm

2. Muñoz Rodríguez A, Ballesteros Úbeda MV, Escanciano Pérez I, Polimón Olibarrieta I, Díaz Ramírez C, González Sánchez J, Aparicio Martín A, Sánchez Mirantes A, Búa Ocaña S, López Hernández R, Caballero Romero MA. Manual de protocolos y procedimientos en el cuidado de las heridas. Madrid: Hospital Universitario Móstoles; 2011.

3. García González R, Gago Fornell M, Chumilla López S, Gaztelu Valdés V. Abordaje de enfermería en heridas de urgencias. Gerokomos. 2013; 24(3):132-138.

4. Servicio Andaluz de Salud. Consejería de Salud. Junta de Andalucía. Guía de práctica clínica para el cuidado de personas que sufren quemaduras. Artefacto; 2011.

5. Aladro Castañeda M, Díez González S. Revisión del tratamiento de las quemaduras. Revista de Seapa. 2013; XI: 12-17.

6. Menéndez Tuñón S, Sariego Jamardo A, Fernández Tejada E, Fernández García N, López Vilar P, Meana Meana A. Consultas dermatológicas en Pediatría de Atención Primaria. Revista Pediatría de Atención Primaria. RevPediatr Aten Primaria. 2010;12:41-52.

7. Martínez Berré CI, Morris VA, Carou Maneiro JM, Simi MR. Morbilidad dermatológica en la unidad sanitaria "1o de mayo", Lanús Este, Buenos Aires, agosto de 2009 a enero de 2010. Rev Argent Dermatol. 2010;91(2).

8. Müggenburg Rodríguez Vigil M, Riveros-Rosas A. Interacción enfermera-paciente y su repercusión en el cuidado hospitalario. Parte I. Enfermería Universitaria. 2012;9(1):36-44.

9. López Pérez J, Rodríguez Borbolla FJ. Cuidados de las heridas. Manual de atención enfermera en heridas y suturas; 2003: p. 41-50

10. Gutiérrez Pérez MI, Lucio-Villegas Menéndez ME, López González L, Aresté Lluch N, Morató Agustí L, Pérez Cachafeiró S. Uso de los antisépticos en Atención Primaria. Atención Primaria; 2014; 46 (2): 10-24.

11. Rodríguez Rodríguez MJ, Gómez Enrique C. Nursing intervention surgent in handinjury: clinical case. Revista Páginasenferurg.com; 2011; 2 (8): 10_17. [Consultado: 16/04/2016]. Disponible en: www.paginasenferurrg.com/revistas/2010/diciembre/heridamano.pdf

12. Alexander T. Trott M. Heridas y Cortes. Tratamiento y sutura de urgencia. ELSEVIEL; 2007.

13. Aznar García M.A. Qué se necesita para curar una herida. Manual para el cuidado y tratamiento de heridas. ¿Cómo elegir el apósito correcto?; 2007: p. 19-24.

14. Ramos Luces O, Molina Guillén N, Pillkahn Díaz W, Moreno Rodríguez J, Vieira Rodríguez A, Gómez León J. Infección de heridas quirúrgicas en cirugía general. Cirugía y Cirujanos; 2011; 79: 349-355.

15. Ordoñez Ropero J, Erdozain Campo ML, Llorens Ortega R. Piel. Manual CTO de Enfermería. Procedimientos y técnicas. 6ª Edición. 2015. ed.: CTO Editorial. p. 1560-1565.

16. Fernández R, Griffiths R. Water for wound cleasing. Cochrane Database of Systematic Reviews. 2012, Issue 2. Art. N°: CD003861. DOI: 10.1002/14651858.CD003861.pub3 [Consultado: 01/05/2016]. Disponible en: http://onlinelibrary.wiley.com/doi/10.1002/14651858.CD003861.pub3/epdf

17. Eliya-Masamba MC, Banda GW. Primary closure versus delayed closure for non bite traumatic wounds within 24 hours post injury. Cochrane Database of Systematic Reviews. 2013, Issue 10. Art. Nº: CD008574. DOI:10.1002/14651858.CD008574.pub3 [Consultado: 01/05/2016]. Disponible en: http://onlinelibrary.wiley.com/doi/10.1002/14651858.CD008574.pub3/epdf

18. Esteban S. Tratamiento de las ampollas en las quemaduras de segundo grado superficial. Revisión bibliográfica desde diferentes puntos de vita. Enfermería Clínica; 2010; 20 (1): 66-67.

19. García Collado F, Álvarez Millán S, Ramírez Pizano AM, Rivera Fernández C, García Murillo M, Franco García EM. Quemaduras dérmicas superficiales: pauta de actuación con apósito primario único de hidrofibra AG en Atención Primaria. Enfermería Dermatológica. 2014; año 8 (22): 10-21. [Consultado: 10/04/2016] Disponible en: Dialnet-QuemadurasDermicasSuperficiales-5014760.pdf

20. Cid González MC, Alcón Jiménez C, Serrano León L. Tratamiento de las flictenas en las quemaduras. Evidentia. 2011; ene-mar; 8 (33). [Consultado: 04/05/2016]. Disponible en: www.index-f.com/evidentia/n33/ev3300.php

21. Oltra E, González C, Mendiolangoitia L, Sánchez P. Heridas especiales. Suturas y Cirugía Menor para Profesionales de Enfermería. Segunda Edición ed.: Editorial Médica Panamericana; 2007. p. 151-160.

22. Álvez Gonzáles F. Infecciones por mordeduras y heridas punzantes. En Protocolos diagnósticos-terapéuticos de la AEP: Infectología pediátrica. Ediciones Ergon. Madrid; 2011.

23. San Martín Loyola A. Cura de heridas quirúrgicas. Protocolo de Actuación. Trabajo Fin de Grado de Enfermería. Universidad Pública de Navarra. 2014. [Consultado: 03/05/2016]. Disponible en: http://academicae.unavarra.es/bitstream/handle/2454/11280/Agueda SanMartinLoyola.pdf?sequence=1&isAllowed=y

24. López Pérez J, Rodríguez Borbolla FJ. Conceptos generales sobre traumatismos. Manual de atención enfermera en heridas y suturas; 2003: p. 11-22.

25. Fernández García A. Manejo quirúrgico urgente de heridas faciales por mordedura humana. Cirugía plástica Iberoamericana. 2011; jul-ago-sepVol 37 (3): 281-287.

26. Ramón Pérez C. Cuidados de la herida quirúrgica. Avances. Trabajo de Fin de Grado de Enfermería. Universidad de Jaén. 2014.

27. Buendía Pérez J, Vila Sobral A, Gómez Ruiz R, Qiu Shao SS, Marré Medina D, Romeo M, Rodríguez-Losada Marco G, Aubá Guedea C, Hontanilla Calatayud B. Tratamiento de heridas complejas con terapia de presión negativa. Experiencia en los últimos 6 años en la Clínica Universitaria de Navarra, Pamplona (España). Cirugía Plástica Iberolatinoamericana. 2011; 37 (1): 65-71.

28. Dumville J, Owens G, Crosbie E, Peinemann F, Liu Z. Negative pressure wound therapy for treating surgical wounds healing by secondary intention. Cochrane Database of Systematic Review. 2015. Issue 6. Art. N°: CD011278. DOI: 10.1002/14651858.CD011278 [Consultado: 06/04/2016]. Disponible en: http://www.journalslibrary.nihr.ac.uk/__data/assets/pdf_file/0005/14 7335/Negative-pressure-wound-therapy-secondary-intention.pdf

29. Who: World Health Organization [internet].Directrices de la OMS sobre el tratamiento farmacológico del dolor persistente en niños con enfermedades médicas. 2012.Disponible en: http://www.who.int/medicines/areas/quality_safety/3PedPainGLs_covers panish.pdf

30. 1aria [internet]. Escalas de valoración del dolor. Actualizado Diciembre 2012. Disponible en: http://www.1aria.com/docs/sections/areaDolor/escalasValoracion/E scalasValoracionDolor.pdf

31. Belén Larrea A., Marcela Ávila Á., Cindy Raddatz M. Manejo del dolor en pacientes quemados. Rev. chil. anest. 2015;44(1):78-95.

32. 1aria [internet]. Escalera-ascensor analgésico de la OMS y los fármacos del dolor. Actualizado Mayo 2015. Disponible en: http://www.1aria.com/contenido/dolor/programa-dolor/dolor-tratamiento/dolor-tratamiento-escalera-oms-farmacos

33. Y. García Álvarez, R. J. Molinés Barroso. Enfermería medicoquirúrgica 4: Piel. Tomo II, 6° Edición. CTO Editorial, S. L. 2014.

34. M. A. Allué Gracia, M. S. Ballabriga Escuer, E. Clerencia Sierra, l. Gállego Domeque, A. García Espot, M.T. Moya Porté. Heridas crónicas: Un abordaje integral. Colegio Oficial de Enfermería de Huesca D. L.: Hu. 214/2012

35. Claribeth Guarín-Corredor, Paola Quiroga-Santamaría, Nancy Stella Landínez-Parra MSc. Proceso de Cicatrización de heridas de piel, campos endógenos y su relación con las heridas crónicas. Rev. Fac. Med. 2013 Vol. 61 No. 4: 441-448.

36. R. Cacicedo González, C. Castañeda Robles, F. Cossío Gómez, A. Delgado Uría, B. Fernández Saíz, M. V. Gómez España, A. Gómez Fernández, P. Gómez Peral, R. González Saro, P. González Setién, M. Guerra Díaz, P. Herrera Carral, C. López Blázquez, J. Oca Valmala, L. Royano Reigadas, A. Saíz Berzosa, R. Sarabia Lavín, M. Solís Narváez. Prevención y Cuidados Locales de Heridas Crónicas. Servicio Cántabro de Salud. 1ª Edición: Enero 2011.

37. Sociedad Argentina de Dermatología. CONSENSO SOBRE CICATRIZACIÓN DE HERIDAS. Argentina.2008. [Citado en 14 de Marzo de 2016]Disponible en: http://www.sad.org.ar/revista/pdf/cicatrizacion.pdf

38. Andrades y S. Sepúlveda, Cicatrización Normal, pag-21-23; 2009.☐ Revista Faculta de Salud - RFS Julio -Diciembre 2010. [Citado en 10 de Marzo de 2016] Disponible en:http://www.patricioandrades.cl/w/wp-content/uploads/2011/05/3-Cicatrizaci+%C2%A6n-Normal.pdf

39. F. Fernández Beltrán. Tratado sobre Cuidados Críticos en Pediatría y Neonatología. Capítulo 19: Cuidados de heridas y drenajes quirúrgicos. Actualizado 26/02/2014. [Citado en 22 de Febrero de 2016] Disponible en: http://www.eccpn.aibarra.org/temario/3cccion1/capitulo19/capitulo1 9.htm

40. R. Fernando García González, Manuel Gago Fornells, Sol Chumilla López, Victoriana Gaztelu Valdés. Abordaje de enfermería en heridas de urgencias. GEROKOMOS 2013; [Citado en 14 de Abril de 2016] 24 (3): 132-138. Disponible en: http://scielo.isciii.es/pdf/geroko/v24n3/helcos2.pdf

41. BaylorScott&White. http://www.sw.org. Texas. DocumentReleased:

03/16/2010 DocumentRevised: 12/23/2014. [Citado en 28 de Marzo de 2016] Disponible en: http://www.sw.org/HealthLibrary?page=Spanish/Wound%20Dehiscence

42. Joshua Kunin, MD, ConsultingColorectalSurgeon, Zichron Yaakov, Israel. Alsoreviewedby David Zieve, MD, MHA, Isla Ogilvie, PhD, and the A.D.A.M. Editorial team. [Citado en 28 de Enero de 2016]Actualizado 9-1-2014. Disponible en: https://www.nlm.nih.gov/medlineplus/spanish/ency/article/007645.htm

43. Leyva Rodríguez F. Heridas y Cicatrización en Enfermería. Madrid: Meda Pharma, S.A; 2012.

44. CAV de la AEP: Comité Asesor de Vacunas de la Asociación Española de Pediatría [Internet]. Madrid: Merino Moína M; [actualizado Nov 2014; Citado 2/2/2016 consulta]. Tétanos. Disponible en: http://vacunasaep.org/profesionales/enfermedades/tetanos

45. CAV de la AEP: Comité Asesor de Vacunas de la Asociación Española de Pediatría [Internet]. Madrid: Merino Moína M; [actualizado Jun 2015; Citado 2/2/2016 consulta]. Manual de vacunas en línea de la AEP, Sección IV, Cap. 38. Tétanos. Disponible en: http://vacunasaep.org/documentos/manual/cap-38

46. siemprevacunados.org [Internet]. Barcelona. [actualizado 3 Nov 2012; citado 2/2/2016]. Vacuna Antitetánica. Disponible en: http://www.siemprevacunados.org/es/vacunas_antitetanica.htm

47. Verdú Soriano J, Perdomo Pérez E. Nutrición y Heridas Crónicas [Internet]. Serie Documentos Técnicos GNEAUPP nº 12. Logroño: GNEAUPP; 2011. [actualizado 2011; citado 23/3/2016] Disponible en: http://gneaupp.info/nutricion-y-heridas-cronicas/

48. Verdú J, Berenguer M, Sierra I, Perdomo E. Importancia de la nutrición en el tratamiento de heridas. Revista Chilena de Heridas y Ostomías [Internet]. 2014[14/2/2016]; 5: 5-11. Disponible en: www.inheridas.cl/PHP/docgestorgral.php?ref=93

49. Carrera Castro C. En la naturaleza está la respuesta: "Micronutrientes: las vitaminas, agentes terapéuticos en las heridas". Enfermería Global [Internet]. 2013. [20/2/2016]; (31): 273-289. Disponible en: http://revistas.um.es/eglobal/article/view/152041/150021

50. Mason JB. Vitaminas Oligoelementos y otros micronutrientes. En: Cecil y Goldman. Tratado de Medicina Interna.Vol.2. 24ed. Madrid: Elsevier; 2013. 1402-1410.

51. Gago Fornells M, García González R. Cuidados de la piel Perilesional. Fundación 3M y DrugFarma, S.L. ; 2006.

52. Barón Burgos MM, Benítez Ramírez MM, Caparrós Cervantes A, Escarvajal López ME, Martín Espinosa MT, Moh Al-Lal Y, et al. Guía para la Prevención y Manejo de las UPP y Heridas Crónicas. [Internet]. Madrid: Instituto Nacional de Gestión Sanitaria; 2015. [21/3/2016]. Disponible en: http://www.ingesa.msssi.gob.es/estadEstudios/documPublica/interne t/pdf/Guia_Prevencion_UPP.pdf

53. Enfermería CiudadReal [Internet]. Ciudad Real; 2013 [actualizado 19 Feb 2013; Citado [15/3/2016]. Cuidado y tratamiento de la piel perilesional. Disponible en: http://www.enfermeriadeciudadreal.com/cuidado-y-tratamiento-de-la-piel-perilesional-135.htm

54. farmacyl.es. Citado [29/4/2016]; Cavilon, protector cutáneo no irritante. Disponible en: http://www.farmacyl.es/ulceras-y-escaras/2109-cavilon-protector-cutaneo-no-irritante-spray-28ml.html

55. Hospital General Universitario Gregorio Marañón [Internet]. Madrid; 2013 [actualizado 30/6/2013]; Citado [30/4/2016] Administración de medicamentos por vía intramuscular. Disponible en: http://www.madrid.org/cs/Satellite?blobcol=urldata&blobheader=ap plication%2Fpdf&blobheadername1=Content-disposition&blobheadername2=cadena&blobheadervalue1=filename% 3DAdministraci%C3%B3n+de+medicamentos+por+v%C3%ADa+I M.pdf&blobheadervalue2=language%3Des%26site%3DHospitalGrego rioMaranon&blobkey=id&blobtable=MungoBlobs&blobwhere=13528 37382462&ssbinary=true

EDITOR: *Diego Molina Ruiz*

11 ANEXOS

ANEXO 1. FIGURA 1.

Figura 1. Factores que influyen en la cicatrización.

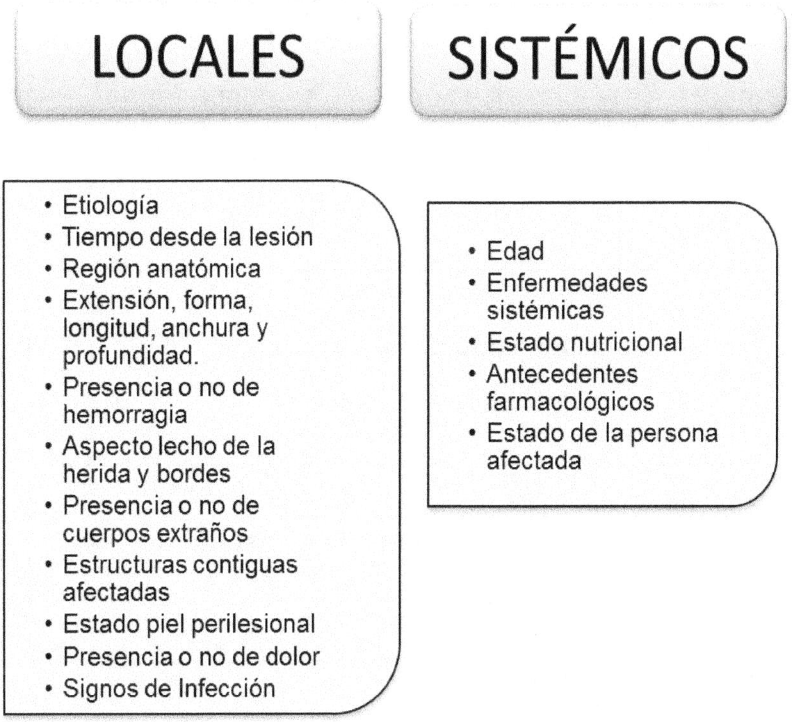

LOCALES

SISTÉMICOS

- Etiología
- Tiempo desde la lesión
- Región anatómica
- Extensión, forma, longitud, anchura y profundidad.
- Presencia o no de hemorragia
- Aspecto lecho de la herida y bordes
- Presencia o no de cuerpos extraños
- Estructuras contiguas afectadas
- Estado piel perilesional
- Presencia o no de dolor
- Signos de Infección

- Edad
- Enfermedades sistémicas
- Estado nutricional
- Antecedentes farmacológicos
- Estado de la persona afectada

Fuente: Elaboración propia.

ANEXO 2. TABLA 1.

Tabla 1. Signos y síntomas de infección.

Infección local	Síntomas de carga bacteriana	Infección sistémica
Inflamación (eritema, edema, tumor, calor).	Retraso en la cicatrización	Fiebre >37´5ºC, descartando otro foco
Dolor	Cambio de color del tejido de granulación.	Leucocitosis
Olor	Olor anómalo/aumento del dolor	Afectación del estado general.
Exudado purulento	Aumento del exudado.	
	Induración de los bordes	
	Linfangitis y celulitis	

Fuente: Gutiérrez Pérez MI, Lucio-Villegas Menéndez ME, López González L, Aresté Lluch N, Morató Agustí L, Pérez Cachafeiró S. Uso de los antisépticos en Atención Primaria. Atención Primaria; 2014; 46 (2): 10-24

ANEXO 3. TABLA 2.

Tabla 2. Tipos de heridas que incluimos en este libro.

Quemaduras	Colgajos	Heridas en la cara
Heridas en las manos	Abrasiones	Abscesos
Heridas punzantes	Heridas quirúrgicas	Mordeduras

Fuente: Elaboración propia.

ANEXO 4. TABLA 3.

Tabla 3. Porcentaje asignado a cada zona corporal.

1%	9%	18%
Genitales	Cabeza y cuello	Tronco anterior
		Tronco posterior
		Miembros superiores
		Miembros inferiores

Fuente: Elaboración propia.

ANEXO 5. TABLA 4.

Tabla 4. Indicaciones y contraindicaciones en la Terapia de Presión Negativa.

Indicaciones	Contraindicaciones	Precauciones
UPP	Osteomielitis.	Heridas sangrantes
Heridas traumáticas	Fístulas comunicadas con órganos o cavidades.	Hemostasias de difícil control.
Quemaduras	Escaras o tejidos necróticos.	Tratamiento con anticoagulantes.
Quirúrgicas	Exposición directa a vasos sanguíneos, nervios, órganos y ligamentos.	Patología neuropática.
	Infecciones intensas sin controlar.	

Fuente: Elaboración propia.

ANEXO 6. FIGURA 2.

Figura 2. Escala EVA

SIN DOLOR					DOLOR MODERADO					MÁXIMO DOLOR
0	1	2	3	4	5	6	7	8	9	10

Fuente: Muñoz Rodríguez A, Ballesteros Úbeda MV, Escanciano Pérez I, Polimón Olibarrieta I, Díaz Ramírez C, González Sánchez J, Aparicio Martín A, Sánchez Morantes A, Búa Ocaña S, López Hernández R, Caballero Romero MA. Manual de protocolos y procedimientos en el cuidado de las heridas. Disponible en: http://gneaupp.info/manual-de-protocolos-y-procedimientos-en-el-cuidado-de-las-heridas/

ANEXO 7. FIGURA 3.

Figura 3. Escala EVA modificada.

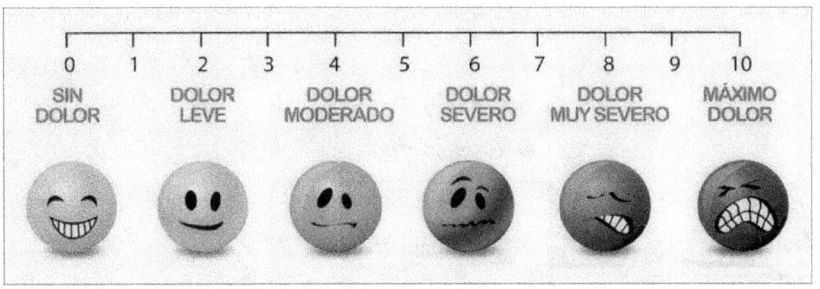

Fuente: Manejo del dolor en pacientes quemados. Disponible en: http://revistachilenadeanestesia.cl/manejo-del-dolor-en-pacientes-quemados/

ANEXO 8. TABLA 5.

Tabla 5. Escalera analgésica de la OMS[32]

Escalón 1. Dolor leve	**Escalón 2.** Dolor moderado	**Escalón 3.** Dolor severo
		• Opioides fuertes
	• Opioides débiles	• Analgésicos no opioides
• Analgésicos no opioides	• Analgésicos no opioides	• Coadyuvantes*
• Coadyuvantes*	• Coadyuvantes*	
Ejemplos: AINE, paracetamol, metamizol.	Ejemplos: Codeína, dihidrocodeína, tramadol.	Ejemplos: Morfina, fentanilo, oxicodona, metadona, buprenorfina.
* Coadyuvantes: Corticoides, antidepresivos, anticonvulsionantes, fenotiazinas…		

Fuente: La escalera analgésica de la OMS y los fármacos del dolor. Disponible en: http://www.1aria.com/contenido/dolor/programa-dolor/dolor-tratamiento/dolor-tratamiento-escalera-oms-farmacos

ANEXO 9. FIGURA 4.

Figura 4. Cicatrización por primera intención.

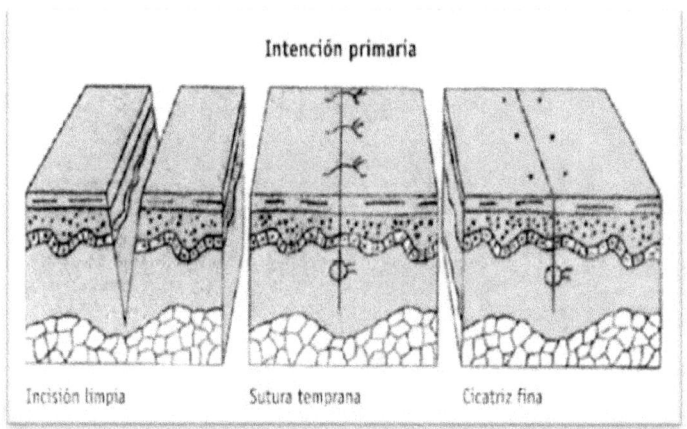

Fuente: https://guiido46.wordpress.com/tag/segunda-intencion/

ANEXO 10. FIGURA 5.

Figura 5. Cicatrización por segunda intención.

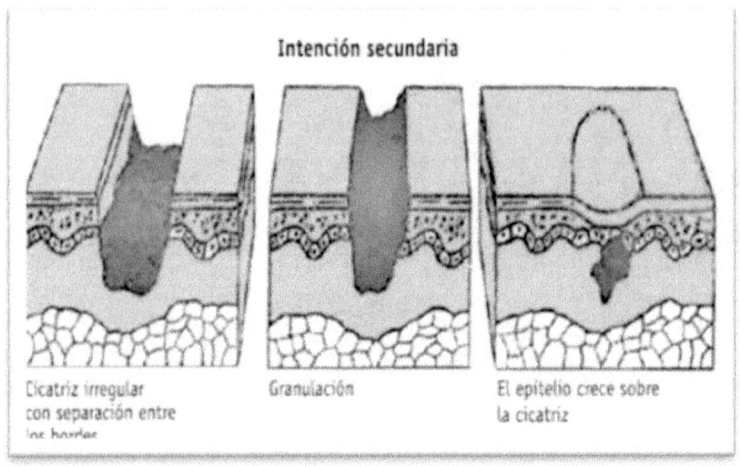

Fuente: https://guiido46.wordpress.com/tag/segunda-intencion/

ANEXO 11. FIGURA 6.

Figura 6. Cicatrización por tercera intención.

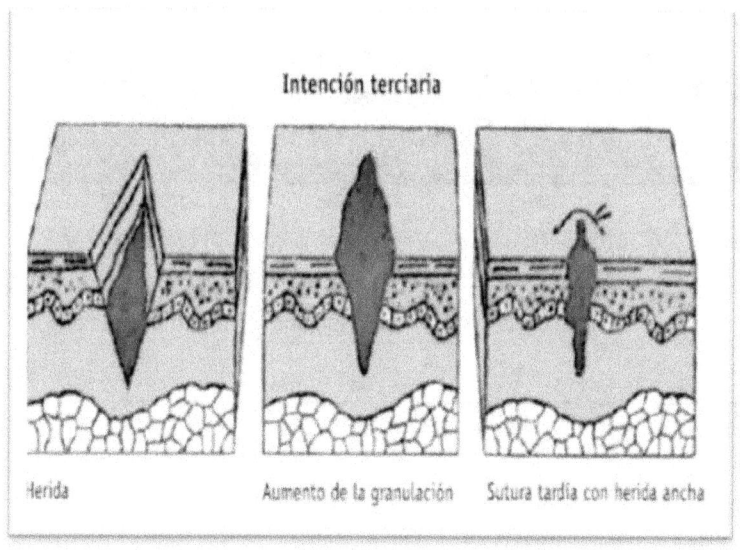

Fuente: https://guiido46.wordpress.com/tag/segunda-intencion/

ANEXO 12. TABLA 6.

Tabla 6: Pautas de actuación para la profilaxis antitetánica en heridas. Según el comité asesor de vacunas de la EAP[45]:

Situación de vacunación	HERIDA LIMPIA Vacuna Td	HERIDA TENANÍGENA Vacuna Td	HERIDA TENANÍGENA IGT
No vacunado, menos de 3 dosis o situación desconocida	1 dosis (completar la pauta de vacunación)	1 dosis (completar la pauta de vacunación)	1 dosis en un lugar diferente de administración
3 o 4 dosis	No necesaria (1 dosis si hace >10 años desde la última dosis)	No necesaria (1 dosis si hace >5 años desde la última dosis)	Solo en heridas de alto riesgo
5 o más dosis	No necesaria	No necesaria (Si hace >10 años de la última dosis, valorar la aplicación de 1 única dosis adicional en función del tipo de herida)	Solo en heridas de alto riesgo
En heridas limpias : 250 UI de IGT **En heridas de alto o riesgo o + 24h: 500 UI de IGT**			

Fuente: Comité Asesor de Vacunas de la EAP. Manual de vacunas en línea de la AEP, Sección IV, Cap. 38. Tétanos. Disponible en: http://vacunasaep.org/documentos/manual/cap-38

ANEXO 13. TABLA 7.

Tabla 7: Micronutrientes vitamínicos

A continuación vamos a ver la representación de la tabla de micronutrientes vitamínicos [54]:

MICRONUTRIENTES (VITAMINAS)	ALIMENTOS
VITAMINA A	Hígado, pimiento, patatas, zanahorias, verduras de hojas verdes (col, nabos, hojas de mostaza, diente de león, espinacas y acelgas), calabaza, leche, pimentón rojo, cayena, chili en polvo, batatas, hierbas secas, lechuga, albaricoques secos, melón, perejil seco, albahaca seca, mejorana seca, eneldo, orégano, papaya, mango, guisantes, tomates, melocotones, pimientos rojos, harina de avena,
VITAMINA C	Bayas rojas, kiwi, pimiento rojo y verde, tomates, espinaca, zumos de guayaba, toronja, naranja, limón, brócoli, fresas, pimientos verdes, coles de Bruselas, melón, ciruela Kakadu, Camu, escaramujo, acerola, groselia, espinacas crudas, melones, coliflor, pomelos, frambuesa, mandarina, col, mango, lima.
VITAMINA E	Yema de huevo, semillas de girasol, pimentón dulce y pimentón picante,

	almendras, piñones, albahaca, orégano, salvia, tomillo, perejil, comino, albaricoques secos, aceitunas verdes, espinacas, germen de trigo, aceite de linaza, aceite de canola, aceite de maíz, aceite de soja, brócoli, avellanas, pistachos, nueces, pimientos, kiwis, mango, tomates, espárragos, calabacines.
VITAMINA K	Col, diente de león, berro, espinacas, hojas de nabo, hojas de mostaza, hojas de remolacha, acelgas, brócoli, achicoria, lechuga, ajos, coles de Bruselas, espárragos, pepinillos en vinagre, ciruelas pasas, tomates secos, aceite de soja, zanahorias, apio, clavo, soja, anacardos, moras, arándanos, frambuesas, higos, peras, col rizada, aguacate, germen de trigo, cereales, kiwi, plátanos, aceite de oliva,
VITAMINA Grupo B	B1: Extracto de levadura, mantequilla de sésamo, semillas de girasol, cilantro seco, chuletas de cerdo, piñones, lomo embuchado, jamón serrano, pistachos, semillas de amapola, salvia seca, judías, nueces de macadamia, pámpano, avellanas, nueces, pimentón rojo, bacón, hígado, semilla de mostaza, romero, tomillo, atún,

maíz, mortadela, pan integral.

B2:

Extracto de levadura, cereales enriquecidos, hígado, barritas energéticas enriquecidas, espirulina, chile, suero de leche en polvo, pimentón, paté de hígado, almendras, cilantro seco, menta, perejil, soja, roquefort, salvado de trigo, caballa, brie, queso limburgués, salmón, camembert, tomates secos, semillas de sésamo, trucha, queso azul, queso suizo.

B3:

Extracto de levadura, salvado de arroz, anchoas en conserva, atún, hígado, pimentón, cacahuetes, salvado de trigo, pollo, ternera, bacón, jamón serrano, pez espada, caballa, esturión, bacalao, salmón, tomates secos, cordero, salchichón, jamón cocido, carne magra de cerdo, puré de patatas, chuletas de cerdo, cigalas, langostinos.

B5:

Salvado de arroz, hígado de pollo, pipas de girasol, suero de lactosa en polvo, setas, caviar, queso, lentejas, salvado de trigo, tomates secos, salmón, garbanzos, aguacates, yogurt, maíz, patatas, coliflor, huevos, judías,

	brócoli, coles de Bruselas, pistachos, cacahuetes, plátano, escarola. B6: Salvado de arroz, chile, pimentón, ajo en polvo, pistachos, salvado de trigo, estragón seco, ajo, hígado, atún, salmón, semillas de girasol y de sésamo, chuletas de cerdo, salvia, hierbabuena seca, melaza, jarabe de sorgo, almendras, albahaca, cebollino, cúrcuma, hojas de laurel, romero, eneldo, cebolla en polvo. B12: Almejas, hígado de cordero, caviar, mejillones, pulpo cocido, ostras, pulpo crudo, cereales, caballa, arenque, salmón, cangrejo, atún, bacalao, sardinas, trucha, pescado azul, ternera, espalda de cordero, langosta, queso suizo, mozzarella, parmesano, huevos de gallina, queso feta.

Fuente: Vitaminas.org.es. Las vitaminas. Disponible en: http://vitaminas.org.es/

ANEXO 14. TABLA 8.

Tabla 8: Oligoelementos.

A continuación vamos a ver la representación de la tabla de oligoelementos más característicos [53,54,55].

MICRONUTRIENTES (OLIGOELEMENTOS)	ALIMENTOS
Zinc (Zn)	Ostras, germen de trigo, galletas integrales, salvado de trigo, hígado de ternera, hígado de cerdo, lomo de ternera, piñón, leche de continuación polvo, paleta de cordero, cereales de desayuno, algas agar desecadas, langosta, pipas de girasol, centollo, harina de soja, carne de caballo.
Hierro (Fe)	Carnes, vísceras, embutidos, huevos enteros y yema, pescado azul (anchoas, boquerón y sardinas), marisco (almeja, berberecho enlatado, bígaro, mejillón y ostra), legumbres, tofu, acelga y espinaca, frutos secos, semilla de sésamo, frutas desecadas, quinoa, copos de avena integral, cereales, verduras y hortalizas (aceitunas, aguacate), setas, aves, arroz, pan blanco integral, pescado blanco, chocolate negro.
Cobre (Cu)	Cereales y derivados (cereales de grano entero, cacao), verduras y hortalizas (setas, champiñones, patatas), legumbres, frutos secos (nueces, semillas, pasas, ciruelas), canes y pescados (hígado, riñones, sesos, aves

	de corral, marisco, moluscos, ostras).
Ácido alfa-lipoico (ALA)	Vísceras (hígado, corazón, riñón) verduras (espinacas, brécol).
Magnesio	Bígaro (caracol de mar), frutos secos (semilla de sésamo, almendra, avellana, piñón, pipas de girasol, semillas de sésamo), legumbres (alubias, garbanzo, soja, habas, lenteja) tofu, acelga y espinaca, quinoa, copos de avena integral, pan integral. Arroz integral y pasta integral, chocolate negro, sucedáneos del café (Eko, malta), cereales.

Fuentes:

Laboratorio Complementos Nutricionales. Alimentos con Oligoelementos. Disponible en:

http://www.laboratoriolcn.com/alimentos-por-su-contenido-ii/alimentos-con-oligoelementos

Alimentos.org.es. Alimentos ricos en zinc. Disponible en:

http://alimentos.org.es/alimentos-ricos-en-zinc

Vázquez Martínez C, Alcaráz Cebrian F, Gariga García M, Martín E, Cecilia Montagna M, Ruperto M Mar et al. Alimentos ricos en cobre. Disponible en:

http://www.fisterra.com/salud/2dietas/cobre.asp

ANEXO 15. TABLA 9.

Tabla 9: Clasificación y tratamiento de heridas agudas.

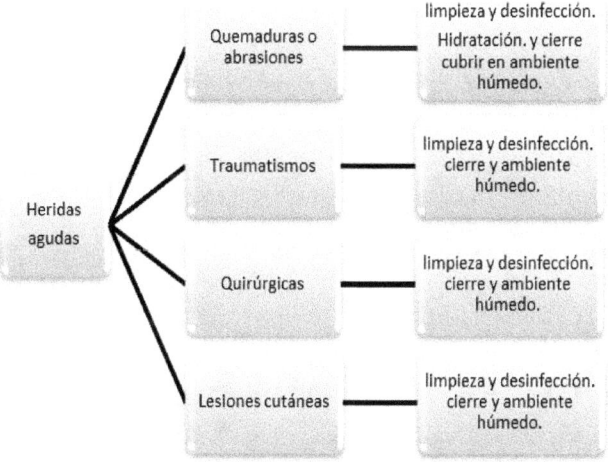

Fuente: Elaboración propia.

EDITOR: *Diego Molina Ruiz*

SOBRE EL EDITOR

DIEGO MOLINA RUIZ, Puertollano (Ciudad Real), 15 de Febrero de 1959.

Formación académica

Licenciado en Enfermería. Universidad Hogeschool Zeeland (Holanda) 2002. Especialista en Enfermería Médico-Quirúrgica. Master en Ciencias de la Enfermería. Universidad de Huelva. Diploma de Estudios Avanzados en Medicina Preventiva y Salud Pública, Universidad de Huelva.

Lugar de trabajo

Enfermero Comunitario UGC Gibraleón del Distrito Sanitario Huelva Costa Condado Campiña.

Profesor asociado Departamento de Enfermería, Universidad de Huelva.

Experiencia previa

Autor y Editor de editorial especializada CC SS. Enfo Ediciones, FUDEN, Madrid.

Como docente ha impartido los Módulos 6 sobre Técnicas de Resonancia Magnética y 7 sobre Técnicas de asistencia en Exploraciones Ecográficas del Curso de Formación Profesional Ocupacional "Técnico en Radiodiagnóstico" con Expediente 98/2005/J/221 y Nº 21 – 15, de la Consejería de Empleo de la Junta de Andalucía, con un total de 250 horas docentes.

Desde 2006 desarrolla labor docente como profesor asociado en la Universidad de Huelva.

Experiencia investigadora

- **Líneas de investigación:** Salud Laboral, Atención Primaria, Preanalítica, Salud Mental.

- **Participación en proyectos de investigación**

    - Investigador colaborador en el proyecto FIS 12/ 1099.

    - En la actualidad participa en un proyecto de investigación en salud FIS.

- **Participación en proyectos editoriales**

    Más de 40 artículos publicados en revistas de enfermería y biomédicas, nacionales e internacionales. Más de 65 capítulos de libros y 36 libros como autor y coordinador.

Otros méritos

Miembro del Comité de Ética Asistencial de Huelva.

SOBRE LOS AUTORES

ALBA FLORES REYES, Huelva, 19 Noviembre de 1993

Formación académica

Graduada en Enfermería. Universidad de Huelva curso académico 2014/2015.

Máster en Dirección y Gestión de Enfermería año 2016. Universidad Europea de Madrid (UEM).

Diploma de Personal Competencies Trainer año 2016. Universidad Europea de Madrid (UEM).

Experiencia previa

Amplia formación universitaria con prácticas asistenciales en diferentes ámbitos: Hospital de día Juan Ramón Jiménez (Enero-Abril curso académico 2012/2013); Centro de Salud "El Molino"(Mayo-Junio curso académico 2012/2013); Área Quirúrgica Juan Ramón Jiménez (Septiembre-Noviembre curso académico 2013/2014); Medicina Interna Infanta Elena (Enero-Febrero curso académico 2013/2014); Laboratorio y Rx Infanta Elena (Marzo-Abril curso académico 2013/2014); Centro de salud "La Orden" (Mayo-Junio curso académico 2013/2014); Pediatría-Neonatos-UCIN Juan Ramón Jiménez (Septiembre-Noviembre curso académico 2014/2015); Urgencias infanta Elena (Noviembre-Diciembre curso académico 2014/2015); Comunidad Terapéutica Vázquez Díaz (Enero-Marzo curso académico 2014/2015); Unidad de Cuidados Intensivos Polivalente Juan Ramón Jiménez (Marzo-Mayo-Junio curso académico 2014/2015).

Desde 2014 realiza actividades de voluntariado en Cruz Roja en proyectos de "Infancia Hospitalizada".

Monitora en Jornadas Masivas de RCP Básica en Instituto Alto Conquero (Huelva), invitada por 061, en Octubre de 2014.

Participación en Encuentros CONCIENCIA diabetes desde el año 2013.

Otras actividades

Coordinadora y coautora del libro "Notas de Enfermería sobre heridas agudas".

JUAN MANUEL RODRIGUEZ FUENTES, Huelva, 08 de Septiembre de 1992.

Formación académica

Graduado en Enfermería. Universidad de Huelva (2015). Master en Integración en Cuidados y Resolución de Problemas
Clínicos en Enfermería. Universidad de Alcalá de Henares.

Lugar de trabajo

Enfermero en terapias respiratorias y ventilación mecánica invasiva, no invasiva y pruebas de sueño, para CONTSE en Huelva.

Experiencia previa

Monitor en las Jornadas Masivas de RCP Básica. Ayudante en Taller sobre el uso del D.E.S.A. Participación en el comité de bienvenida en el Congreso Internacional "La Mediación Intercultural en la Atención en Salud. Encuentro Internacional sobre Modelos, Investigadores y Experiencias".

TÍTULOS DE LA COLECCIÓN
Notas sobre el cuidado de heridas (15 Libros)

EDITOR: *Diego Molina Ruiz*

Nota del Editor:

Para poder atender cualquier consulta relacionada con el presente libro o bien con la colección a la que pertenece, quedo en todo momento a disposición de todos los lectores en la siguiente dirección de correo electrónico:

molina.moreno.editores@gmail.com

Edición impresa en papel y ebook disponible en:

www.amazon.com y www.amazon.es

EDITOR: *Diego Molina Ruiz*

Copyright © 2016 Diego Molina Ruiz

Edita: Molina Moreno Editores molina.moreno.editores@gmail.com

Diseño de portada: Diego Molina Ruiz

Título del Libro: Heridas Agudas

Libro número 1

Serie: Notas sobre el cuidado de Heridas

Primera edición: 13/06 /2016

Tapa blanda, número de páginas: 102

Autoría:

Autora: Alba Flores Reyes

Autor: Juan Manuel Rodríguez Fuentes

Diego Molina Ruiz Ed.

ISBN-10: 1534657053
ISBN-13: 978-1534657052

Edición impresa en papel y ebook disponible en:
www.amazon.com y www.amazon.es

www.ingramcontent.com/pod-product-compliance
Lightning Source LLC
Chambersburg PA
CBHW060358190526
45169CB00002B/649